I0116887

100 Тренировок Без Оборудования

Том 3

2021

Нейла Рэй | darebee.com

Перевод с английского Наталия Толю

Copyright © Darebee, 2021.

Все права защищены. Никакая часть данной публикации не может быть воспроизведена, распространена или передана в любой форме и любыми средствами, включая фотокопирование, запись или другие электронные или механические методы, без предварительного письменного разрешения издателя, за исключением случаев использования кратких цитат в критических обзорах и некоторых других некоммерческих целях, разрешенных законом об авторском праве. Напечатано в Соединенном Королевстве.

Первое издание, 2016 г. ISBN 13: 978-1-84481-172-4 ISBN 10: 1-84481-172-7

Предупреждение и отказ от ответственности: Несмотря на то, что были приняты все меры для проверки точности содержащейся здесь информации, автор и издатель не несут ответственности за какие-либо ошибки или упущения. Также автор и издатель не несут ответственности за ущерб или травмы, которые могут возникнуть в результате использования содержащейся в этой публикации информации.

Благодарим вас за покупку «100 тренировок без инвентаря, том 3», печатное издание проекта DAREBEE.

DAREBEE - это глобальный некоммерческий фитнес-ресурс, цель которого - сделать фитнес доступным для всех, независимо от обстоятельств. Проект поддерживается исключительно за счет пожертвований пользователей и продаж книг в мягкой обложке. После затрат на печать и комиссионных сборов каждая книга, разработанная в рамках проекта DAREBEE, получает прибыль 1 евро, эти средства направляются непосредственно в наш фонд поддержки и развития проекта.

Каждая продажа помогает нам поддерживать и развивать ресурс DAREBEE.

Спасибо за то, что изменили его будущее!

100 тренировок

1. 100 отжиманий
2. Время действовать
3. Реабилитация голеностопа
4. Антигерой
5. Покоя не будет
6. Универсальное кардио
7. Назад к основам
8. Подтянуть живот!
9. Крутые ягодицы
10. Сожги жир & Нарасти мышцы
11. Неутомимая пчела
12. Кардио & Кор Интенсив
13. Кардио Фикс
14. Беги к вертолету!
15. Кода
16. Борцовскя ВИИТ Экспресс
17. Проработаем кор
18. Решающий удар
19. Сокрушительная
20. Киберпанк
21. Батальон смерти
22. Достичь звезд
23. Сделай больше!
24. Срочная доставка
25. Еще больше специй
26. Потрясающий пресс
27. Хорошее настроение
28. Роковая женщина
29. Новое начало
30. Генезис
31. Сделай это!
32. Доброе утро Йога
33. Выдержка & Грация
34. Переварить все
35. Привет, пресс!
36. Сам себе герой
37. От бедра!
38. Целостный подход
39. Пресс собственного изготовления
40. Герой собственного изготовления
41. Изо всех сил
42. Инквизитор
43. В огне
44. Леди-рыцарь
45. Умный & Красивый
46. Жить долго
47. Заработай свой обед
48. Давай, порадуй меня!
49. На пресс
50. Отрыв
51. Монстр внутри
52. Утренняя растяжка
53. Никс
54. На сдаваться!
55. Одиссей
56. Выходной
57. Одна минута
58. Онна Бугэйся
59. Вне закона
60. За рамками дозволенного
61. Прыгнуть через радугу
62. Железный удар
63. Время повеселиться
64. Разрешение получено
65. Игрок
66. Атака
67. Полная загрузка
68. Мощный заряд
69. Победитель
70. Движение – это жизнь!
71. Быстрая ВИИТ
72. Рамблер
73. Взбодрись!
74. Созидание
75. Железная воля
76. Реконструктор
77. Исправить все
78. Красный жнец
79. Отдых & Реабилитация
80. Возрождение
81. Обновленная
82. Рикошет
83. Сногсшибательный пресс
84. Создание бунтаря
85. Сирена
86. Усмиритель небес
87. Я – это шторм
88. Богатырь
89. Суперсжигание
90. Пресс супергероя
91. Супер ВИИТ
92. Сверхчеловек
93. Зона пота
94. Цель: пресс
95. Ультиматум
96. Тренируем сухожилия верхней части тела
97. Тренируем верхнюю часть тела
98. Шагай, беги, повторяй!
99. Белый кролик
100. Зона

ВСТУПЛЕНИЕ

Тренировки с собственным весом могут показаться легкими, но это совсем не так, особенно если у вас нет опыта таких занятий. Они так же интенсивны и так же сложны, как и бег, поэтому, если вам трудно в самом начале, то это совершенно нормально — ваши ощущения изменятся, как только вы начнете заниматься регулярно. Тренируйтесь в вашем собственном темпе и, если нужно, делайте более длительные перерывы на отдых.

Вы можете начать с любой отдельной тренировки из нашей коллекции и, пройдя ее, оценить ваши ощущения. Если вы новичок в тренировках с собственным весом, то всегда начинайте занятия с Уровня I (уровня сложности).

Вы можете выбрать любое количество тренировок в неделю, обычно от 3 до 5, и чередовать их для достижения желаемых результатов.

Некоторые тренировки больше подходят для снижения массы тела и повышения тонуса, другие больше ориентированы на силу, некоторые делают и то, и другое. Чтобы вам было легче выбирать и составлять режим тренировок, все они имеют пометку ЦЕЛЬ.

Тренировки, ориентированные на сжигание жира и силу, помогут вам регулировать ваш вес, увеличить аэробные способности и улучшить мышечный тонус, некоторые из них просто более специализированы. Это не означает, что вы должны сосредоточиться исключительно на одном или другом. Какой бы ни была ваша цель в тренировках с собственным весом, вам будут полезны упражнения, дающие результаты в обеих областях.

Для максимальной доступности, в этой коллекции тренировок не используется никакое дополнительное оборудование, поэтому некоторые упражнения с собственным весом, такие как подтягивания, были исключены.

Если вы хотите больше работать над бицепсами и спиной, и у вас есть доступ к перекладине для подтягивания: она есть дома или вы можете использовать ее где-нибудь еще, например, на ближайшей игровой площадке, то в дополнении к вашим тренировкам, вы можете выполнять подтягивания широким и узким хватом: 3 подхода до отказа 2-3 раза в неделю с отдыхом до 2 минут между подходами. Кроме того, вы можете добавлять подтягивания в начале или в конце каждого подхода при выполнении силовой тренировки.

Все тренировки этой коллекции подходят как мужчинам, так и женщинам, без возрастных ограничений.

ИНСТРУКЦИИ

Плакаты с упражнениями читаются слева направо и содержат следующую инфор-
мацию: сетка с упражнениями (изображениями), количество повторений рядом с
каждым, количество подходов для вашего уровня физической подготовки (Уровни
I, II или III) и время отдыха.

Количество повторений (повторов) означает — сколько раз выполняется упражнение. Повторения обычно указываются рядом с названием каждого упражнения.
Количество повторений — это всегда общее количество для обеих ног / рук / сто-
рон. Так посчитать проще: например, если написано 20 «скалолазов», значит, обе
ноги уже учтены — это 10 повторений на каждую ногу.

ОБРАЗЕЦ ТРЕНИРОВКИ

УРОВЕНЬ I 3 подхода УРОВЕНЬ II 5 подходов УРОВЕНЬ III 7 подходов ОТДЫХ до 2 мин

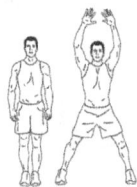

10 прыжков "ноги вместе ноги врозь"

20 высоких подъемов колена

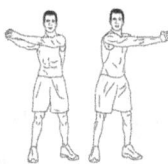

40 поворотов торса

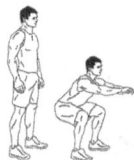

одно приседание

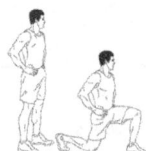

20 выпадов

считая до 10 удержание

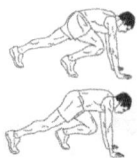

20 "скалолазов"

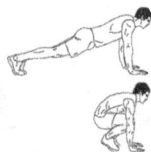

10 впрыгиваний в планке

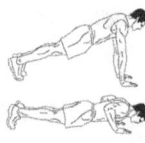

СКОЛЬКО МОЖЕТЕ отжимания

УРОВНИ СЛОЖНОСТИ
Уровень I : **начальный**
Уровень II : **средний**
Уровень III : **продвинутый**

1 подход

10 прыжков "ноги вместе, ноги врозь"

20 высоких подъемов колена (10 каждая нога)

40 поворотов торса (20 каждая сторона)

одно приседание = 1 приседание

20 выпадов (10 каждая нога)

считая до 10 (удержание, считая от 1 до 10)

20 "скалолазов" (10 каждая нога)

10 впрыгиваний в планке

сколько можете отжимания (ваш максимум)

До 2 минут отдыха между подходами
30 секунд, 60 секунд или 2 минуты -
по вашему выбору.

«Сколько можете» означает — ваш личный максимум, повторяйте движение до тех
пор, пока вы в силах его делать. Это может быть сколько угодно — от одного до
двадцати повторений, обычно применяется к более сложным упражнениям. Цель —
сделать как можно больше.

Переход от упражнения к упражнению является важной частью каждой схемы (набора) — часто именно он делает каждую конкретную тренировку более эффективной. Для достижения лучших результатов, переходы тщательно прорабатываются, чтобы увеличить нагрузку на определенные группы мышц. Например, если вы должны выполнить планку, за которой следуют отжимания, это означает, что вы начинаете выполнять отжимания сразу после того, как закончили с планкой, избегая опускания тела на пол между ними.

Между упражнениями нет отдыха — только после подходов, если не указано иное. Вы должны выполнить весь подход, переходя от одного упражнения к другому, как можно быстрее, прежде чем сможете отдохнуть.

Что означает «отдых до 2 минут»: это означает, что вы можете отдыхать максимум 2 минуты, но чем раньше вы приступите к очередному подходу, тем лучше. Если вы будете заниматься регулярно, то ваше время восстановления естественным образом уменьшится и вам уже не понадобятся все две минуты для отдыха — это также будет показателем улучшения вашей физической формы.

Рекомендуемое время отдыха:
Уровень I: 2 минуты или меньше.
Уровень II: 60 секунд или меньше.
Уровень III: 30 секунд или меньше.

Если вы еще не можете сделать все отжимания на Уровне I, вполне допустимо вместо этого отжиматься от колен. Модификация прорабатывает те же мышцы, что и полное отжимание, но значительно снижает нагрузку, помогая вам сначала нарастить ее. Вы можете перейти на отжимания от колен в любой момент, если вам трудно выполнять отжимания в следующих подходах.

В приложении к данному изданию мы разместили краткий русско-английский словарь спортивных терминов.

Видео-библиотека упражнений на оригинальном сайте:
http://darebee.com/exercises

1   100 ОТЖИМАНИЙ

Отжимания являются базовой основой для выполнения движений в боевых приемах и для тренировки мышц кора. *100 Отжиманий* — это отличная тренировка для всего тела. Дополнив ее упражнениями, требующими как эксцентрических, так и концентрических движений мышц, мы создали тренировку, достойную каждого воина.

Цель: Сила Верхней Части Тела

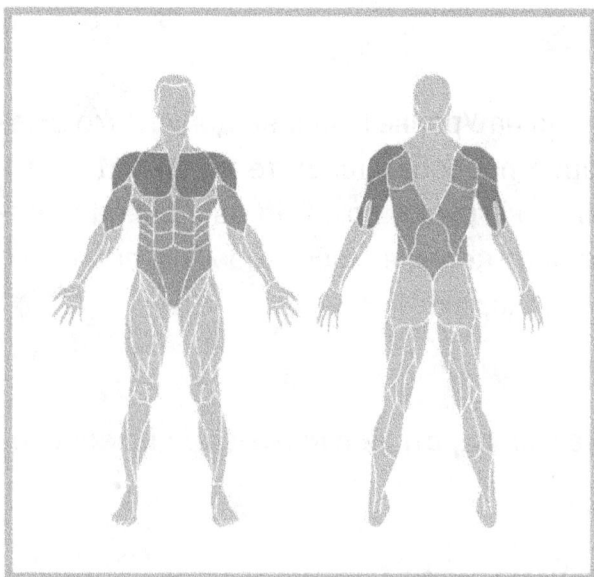

100 ОТЖИМАНИЙ

ТРЕНИРОВКА ОТ DAREBEE © darebee.com

повторить всего 5 раз | 5 минут отдыха между подходами

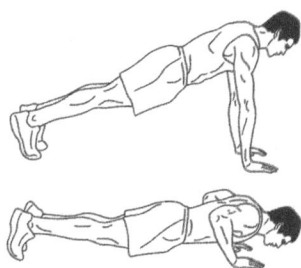

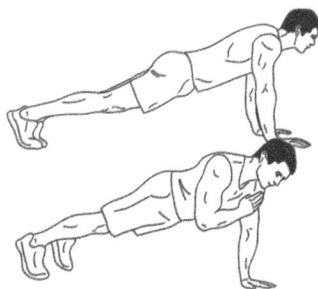

5 отжиманий   **20** касаний плеча   **5** отжиманий

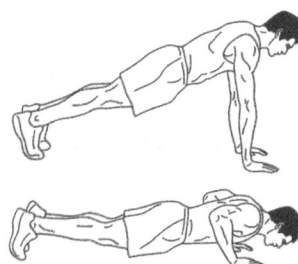

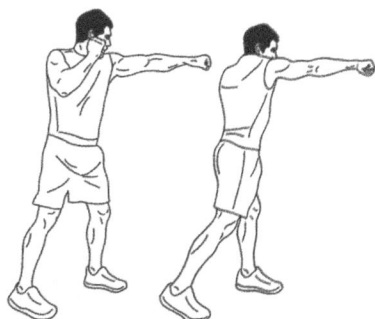

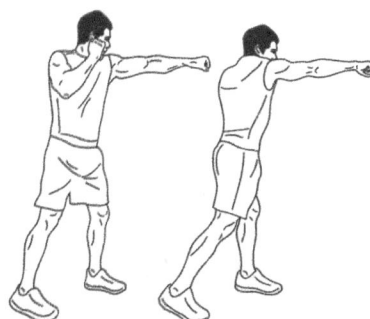

20 прямых ударов   **10** отжиманий   **20** прямых ударов

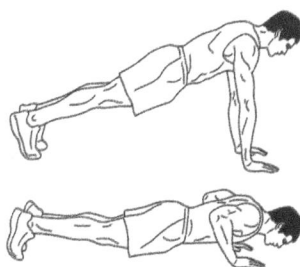

2 ВРЕМЯ ДЕЙСТВОВАТЬ

Тренировка *Время Действовать* — это, по сути, тренировка с большим содержанием бёрпи, но при двойной нагрузке вы получите двойную пользу. Держите тело прямо и не опускайтесь на пол, выполняя планку, и также во время переходов от планки к другим упражнениям. Ваша конечная цель — держать планку на всём протяжении и никогда не опускаться на колени ... даже если вы очень, очень этого захотите.

Цель: Сжигание Жира

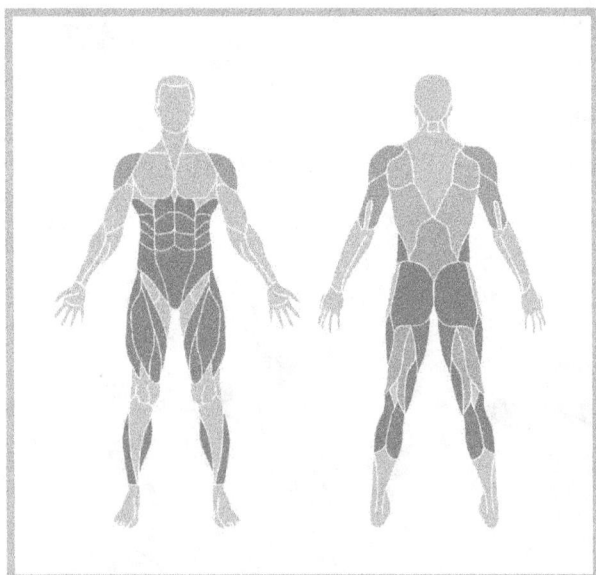

ВРЕМЯ ДЕЙСТВОВАТЬ

DAREBEE ВИИТ ТРЕНИРОВКА © darebee.com

УРОВЕНЬ I 3 подхода **УРОВЕНЬ II** 5 подходов **УРОВЕНЬ III** 7 подходов **ОТДЫХ** 2 мин

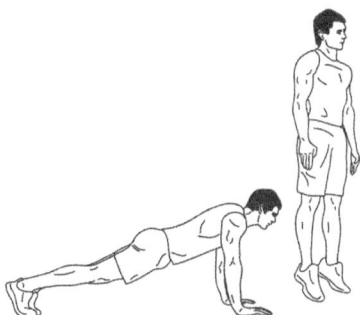

20сек базовые берпи

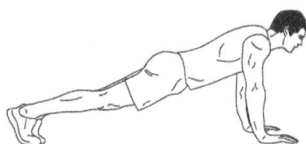

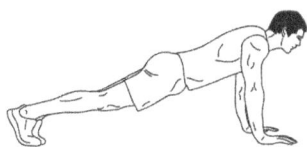

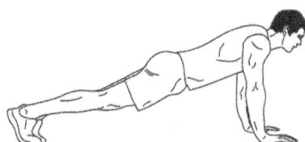

20сек удержание в планке

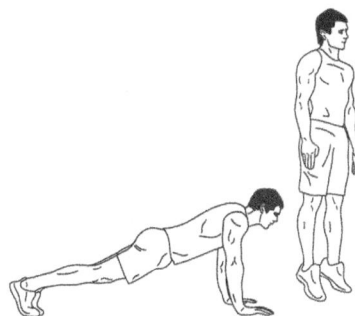

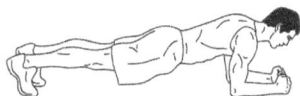

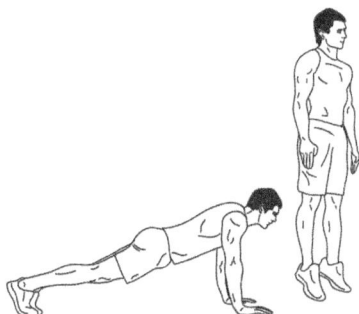

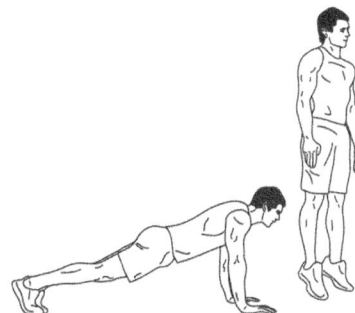

20сек базовые берпи

20сек удержание в планке

20сек удержание в планке на локтях

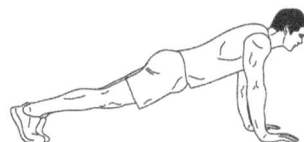

20сек удержание в планке

20сек базовые берпи

20сек удержание в планке

20сек базовые берпи

3 РЕАБИЛИТАЦИЯ ГОЛЕНОСТОПА

Голеностопный сустав — это недооцененный сустав. Поскольку мы не можем согнуть его, как бицепс, или почувствовать, что он способствует нашему чувству силы, как это делают квадрицепсы, мы склонны думать о нем только тогда, когда что-то идет не так. И тогда мы понимаем, что не можем бегать, не можем ходить, не может прыгать и, поскольку наши ноги не могут нормально работать, мы не можем даже бить. Тренировка *Реабилитация Голеностопа* исправляет это, предлагая вам набор упражнений, которые помогут травмированной лодыжке поправиться быстрее. И плюс к тому, это отличная тренировка, которую можно использовать в качестве превентивной меры, включив ее в любую из ваших обычных тренировок.

Цель: Реабилитация

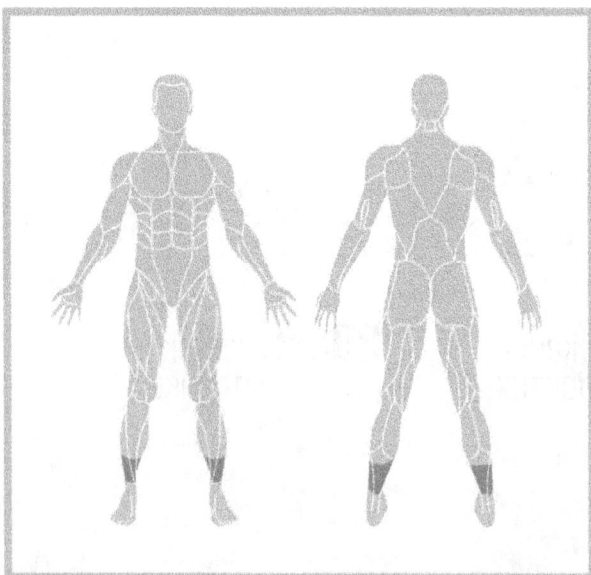

РЕАБИЛИТАЦИЯ ГОЛЕНОСТОПА

ТРЕНИРОВКА ОТ DAREBEE © darebee.com

30 секунд каждое упражнение

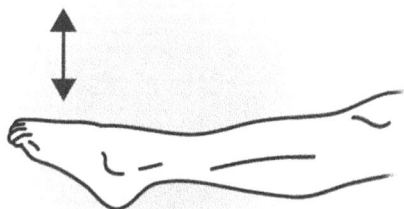

движения вверх и вниз

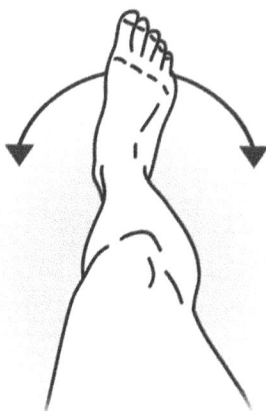

движения из стороны в сторону

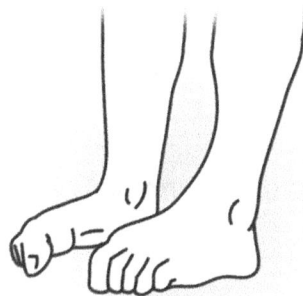

сжимание пальцев

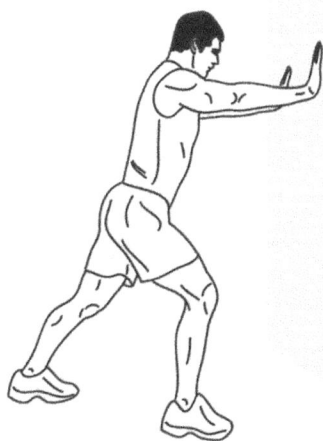

растяжка голени

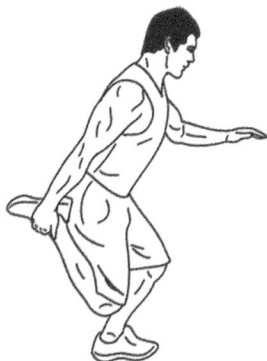

удержание равновесия

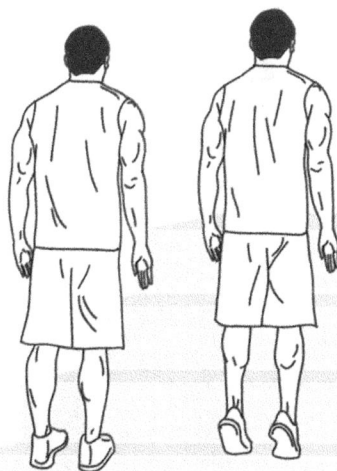

подъемы на носки на ступеньках

4 АНТИГЕРОЙ

По иронии судьбы, быть антигероем требует гораздо больших усилий, чем быть героем. Это потому, что вам нужно полагаться только на самих себя. Без радиоактивных пауков, готовых укусить вас, без экспериментов с гамма-лучами, чтобы изменить вас на субклеточной основе, или без красного солнца, чтобы повлиять на вашу молекулярную структуру, вам должно быть более чем достаточно ваших собственных возможностей. Это подразумевает тяжелую работу, и тренировка *Антигерой* обеспечивает ее в полной мере.

Цель: Сила & Тонус

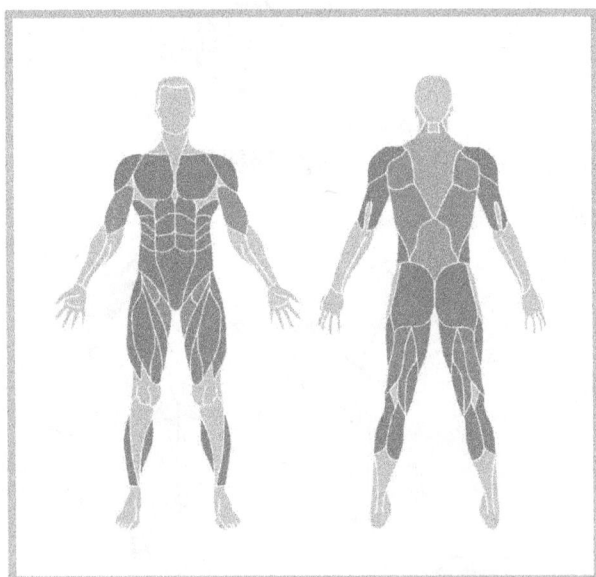

АНТИГЕРОЙ

ТРЕНИРОВКА ОТ DAREBEE © darebee.com

УРОВЕНЬ I 3 подхода **УРОВЕНЬ II** 5 подходов **УРОВЕНЬ III** 7 подходов **ОТДЫХ** до 2 мин

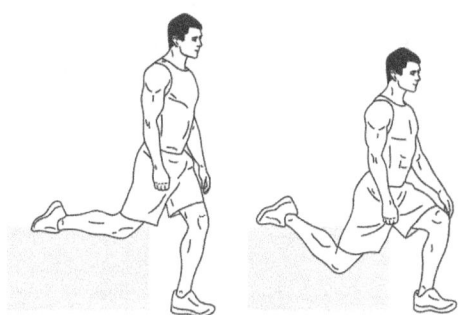

20 полуприседов на одной
ноге с упором

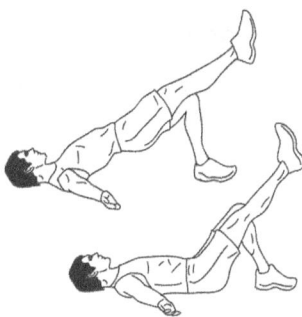

20 мостиков
на одной ноге

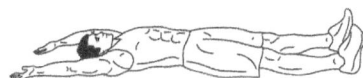

20 V-складок

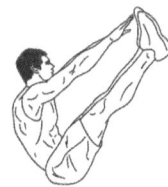

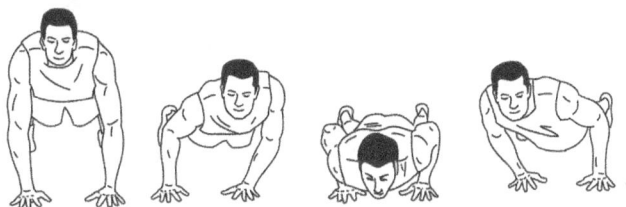

10 отжиманий с ротацией бюста

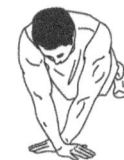

10 растяжек на трицепс

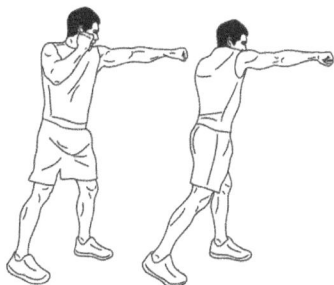

40 прямых ударов

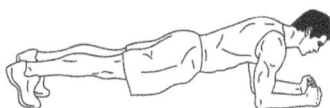

40сек планка на локтях

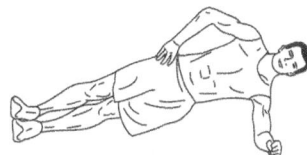

40сек боковая планка

5 ПОКОЯ НЕ БУДЕТ!

Покоя Не Будет! оправдывает свое название, потому что здесь у вас практически нулевое время простоя. Здесь чередуются упражнения, переходящие из положения стоя в нижнее положение и обратно. Эта тренировка использует прыжки «ноги вместе, ноги врозь», нагружая не только ваши икроножные мышцы до предела, но и ваш VO2 Max. Помните, что во время выполнения этих прыжков, ваши пятки никогда не касаются, а кончики пальцев встречаются вверху над головой. Освойте это!

Цель: Сжигание Жира

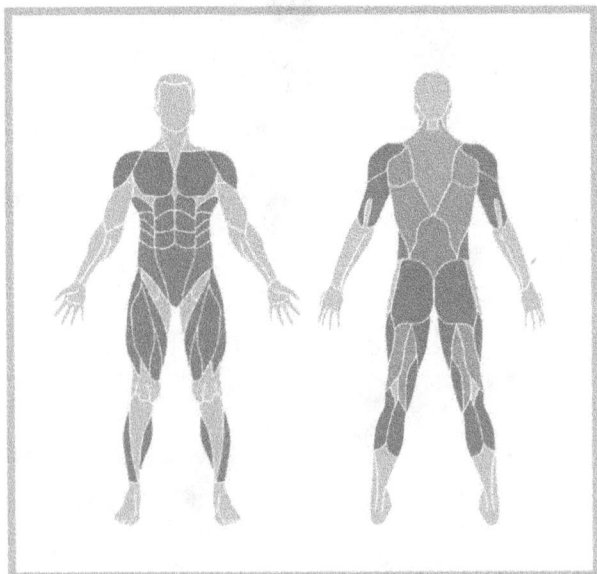

ПОКОЯ НЕ БУДЕТ!

DAREBEE ВИИТ ТРЕНИРОВКА © darebee.com

УРОВЕНЬ I 3 подхода **УРОВЕНЬ II** 5 подходов **УРОВЕНЬ III** 7 подходов **ОТДЫХ** 2 мин

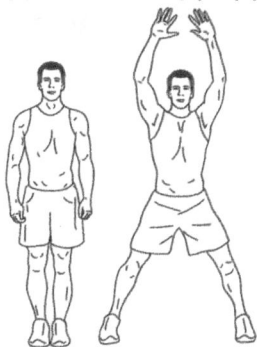

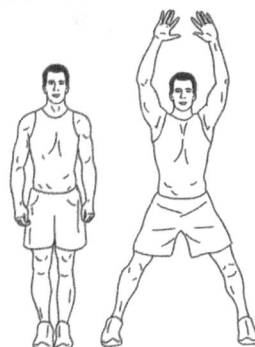

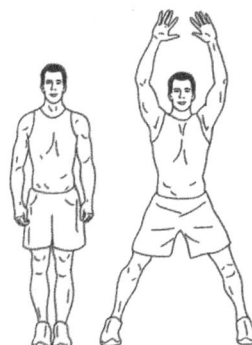

20сек прыжки "ноги вместе, ноги врозь"

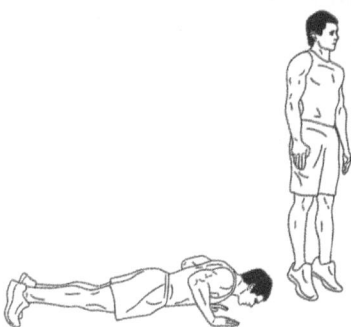

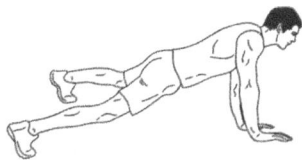

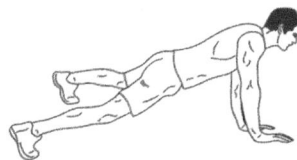

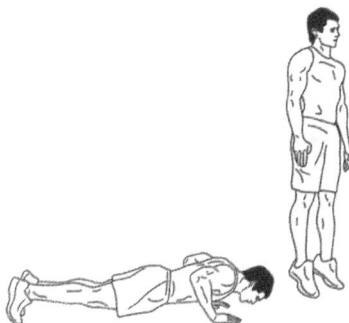

20сек берпи

20сек прыжки "ноги вместе, ноги врозь"

20сек планка "ноги врозь"

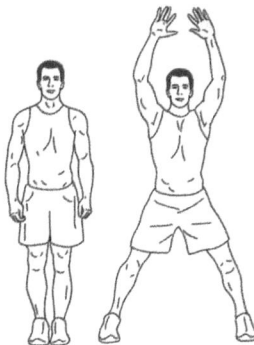

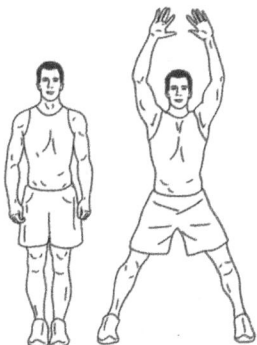

20сек прыжки "ноги вместе, ноги врозь"

20сек планка "ноги врозь"

20сек прыжки "ноги вместе, ноги врозь"

20сек берпи

20сек прыжки "ноги вместе, ноги врозь"

6 УНИВЕРСАЛЬНОЕ КАРДИО

Вам понадобится всего пара минут и крохотное пространство, и вы получите потрясающую аэробную тренировку, которая заставит ваше тело двигаться активно и сердце биться чаще. *Универсальное Кардио* — это легкая и быстрая тренировка, которая идеально подходит для тех случаев, когда не хватает времени, места и даже концентрации. Помните о ней и у вас всегда будет выбор, когда обстоятельства складываются против вас.

Цель: Сжигание Жира

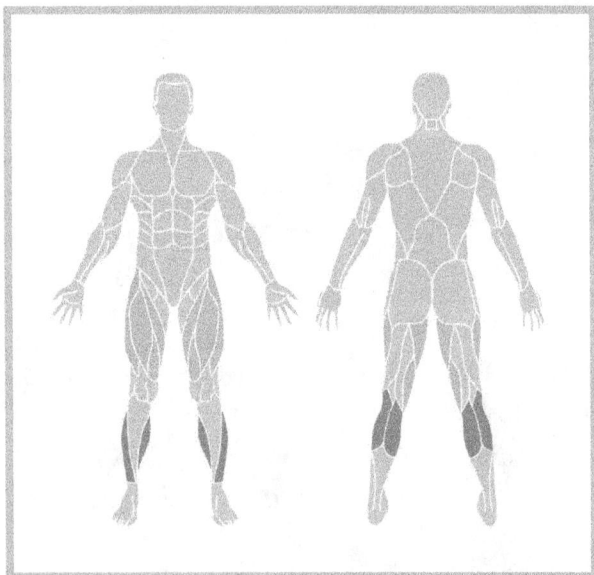

УНИВЕРСАЛЬНОЕ
КАРДИО

ТРЕНИРОВКА ОТ DAREBEE © darebee.com

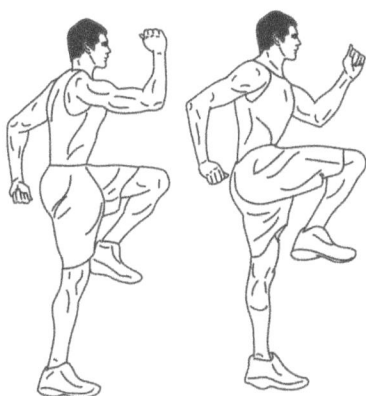

20 высоких шагов **x 4 подхода** всего
20 секунд отдыха между подходами

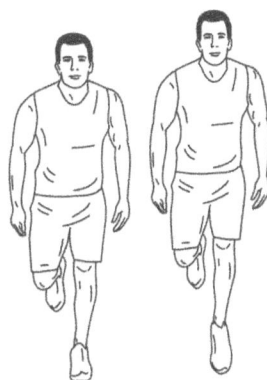

20 прыжков на месте **x 2 подхода** всего
без отдыха между подходами 1 подход на ногу

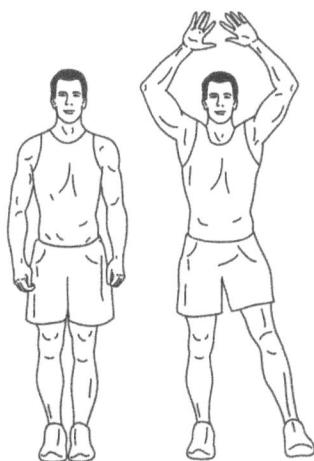

20 шагов в сторону **x 4 подхода** всего
20 секунд отдыха между подходами

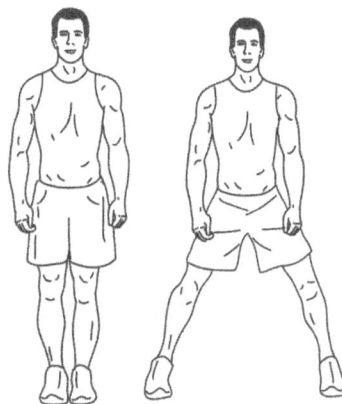

20 прыжков **x 4 подхода** всего
20 секунд отдыха между подходами

7   НАЗАД К ОСНОВАМ

Базовая подготовка создает прочную основу, на которой мы можем построить более сильное и стройное тело. *Назад К Основам* — тренировка, которая выглядит простой. Тем не менее, она задействует большое количество групп мышц-сателлитов, которые используются при выполнении сложных спортивных движений. Вы должны обратиться к этой тренировке, если вы начинаете свой путь к совершенствованию и спрашиваете: «С чего начать?»

Цель: Сжигание Жира

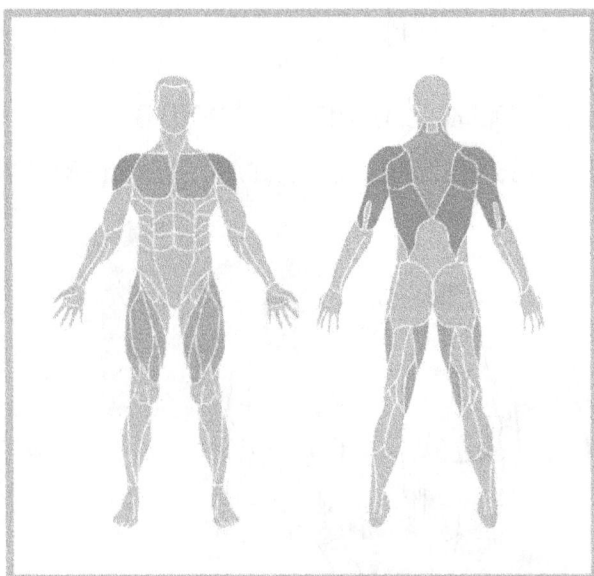

НАЗАД К ОСНОВАМ

ТРЕНИРОВКА ОТ DAREBEE © darebee.com

УРОВЕНЬ I 3 подхода **УРОВЕНЬ II** 5 подходов **УРОВЕНЬ III** 7 подходов **ОТДЫХ** до 2 мин

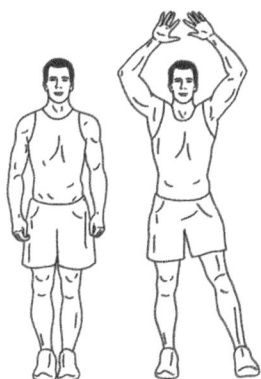

20 отведений ног в сторону

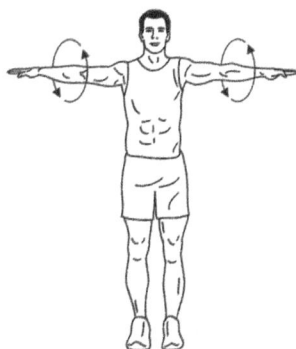

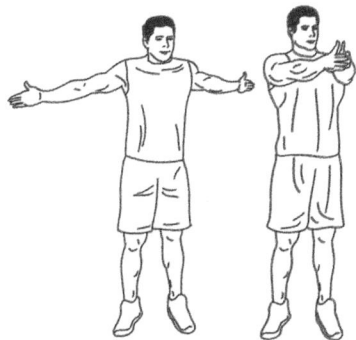

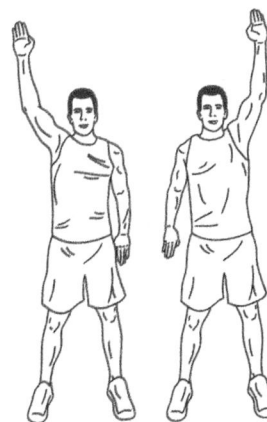

20 кругов руками

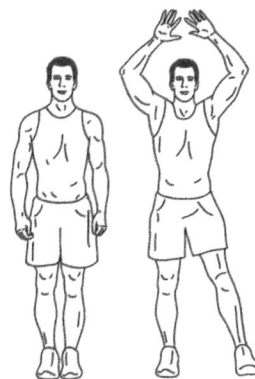

20 отведений ног в сторону

20 разведений рук в стороны

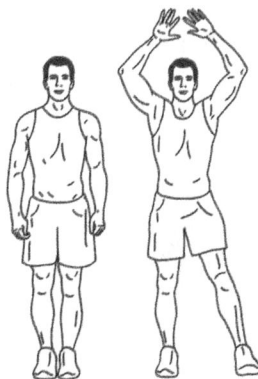

20 отведений ног в сторону

20 махов руками

| 8 | # ПОДТЯНУТЬ ЖИВОТ! |

Хотя не существует режима тренировок, комплекса упражнений или программы, которые позволили бы вам похудеть в определенных местах, все же есть такие упражнения, которые подтянут ваш пресс, проработают мышцы кора и поднимут температуру тела, что приведет вас прямо в зону потоотделения. Тренировка *Подтянуть Живот!* — одна из них.

Цель: Сжигание Жира & Пресс

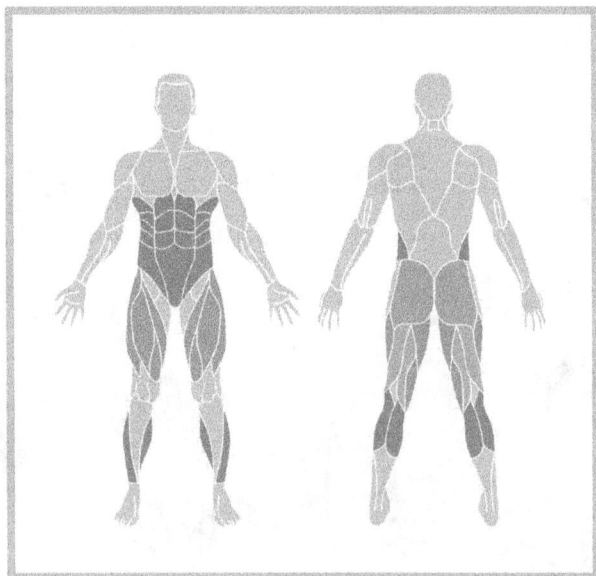

ПОДТЯНУТЬ ЖИВОТ!

ТРЕНИРОВКА ОТ DAREBEE © darebee.com

УРОВЕНЬ I 3 подхода **УРОВЕНЬ II** 5 подходов **УРОВЕНЬ III** 7 подходов **ОТДЫХ** до 2 мин

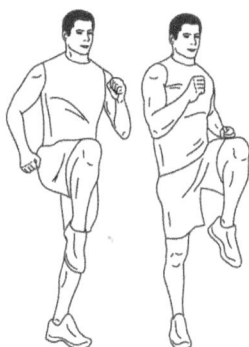

20 высоких подъемов колена

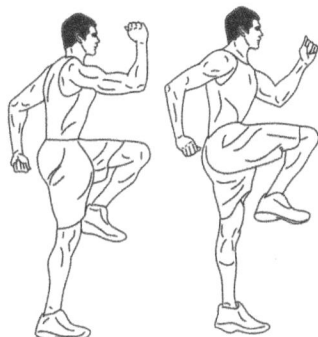

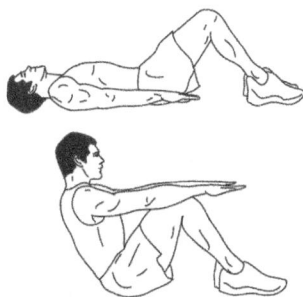

20 высоких шагов

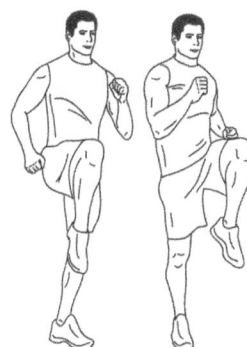

20 высоких подъемов колена

10 подъемов корпуса

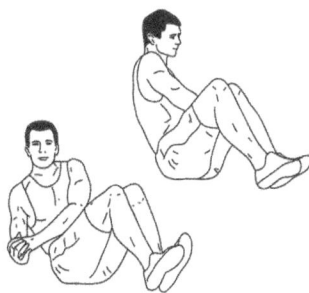

10 поворотов торса "русский твист"

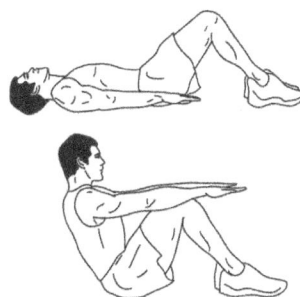

10 подъемов корпуса

9 КРУТЫЕ ЯГОДИЦЫ

Ягодичные мышцы — это мощные двигатели. Они не только улучшают внешний вид джинсов и шорт, но и совершенствуют спортивные результаты на всех уровнях. Сильные ягодичные мышцы делают вас быстрее и сильнее, и они способны придавать больше взрывной силы практически каждому вашему движению. *Крутые Ягодицы* — это тренировка, которая выполняет все свои обещания.

Цель: Сила & Тонус

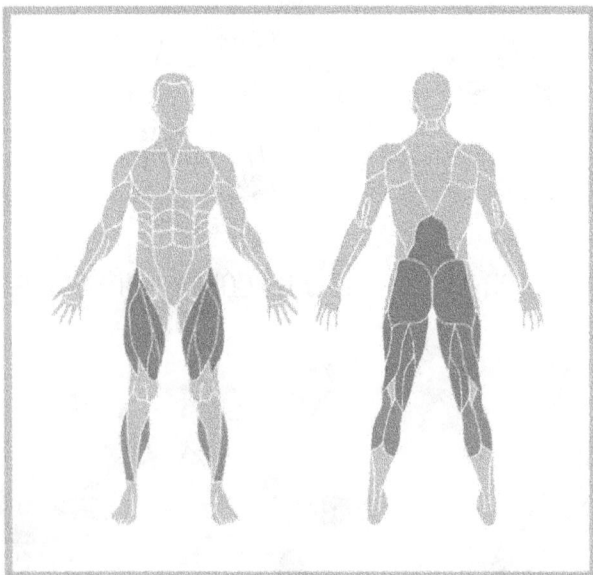

КРУТЫЕ ЯГОДИЦЫ

ТРЕНИРОВКА ОТ DAREBEE © darebee.com

2 минуты отдыха между упражнениями

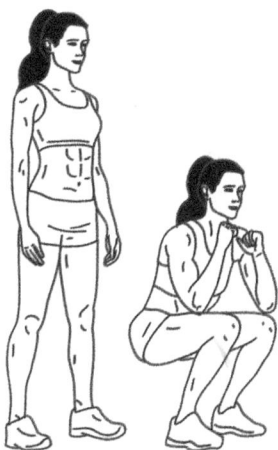

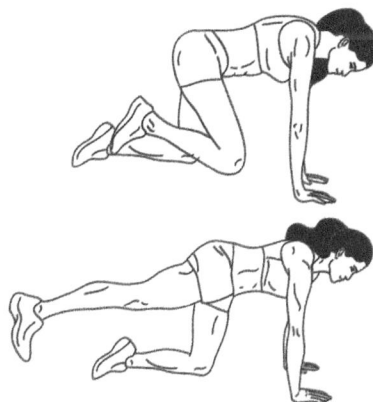

14 приседаний **x 4 подхода** всего

20 секунд отдыха между подходами

14 рывков ногой назад **x 4 подхода** всего

2 подхода для каждой ноги | 20 сек отдых

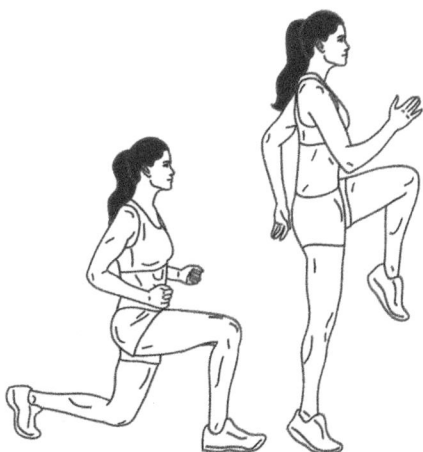

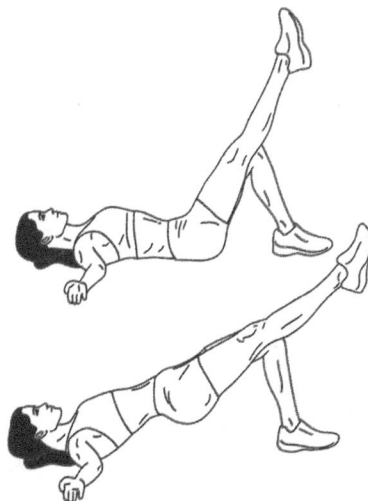

14 выпадов **x 4 подхода** всего

2 подхода для каждой ноги | 20 сек отдых

14 мостиков **x 4 подхода** всего

2 подхода для каждой ноги | 20 сек отдых

10 СОЖГИ ЖИР &
НАРАСТИ МЫШЦЫ

Тренировки Уровня сложности II играют невероятно важную роль, когда дело касается фитнеса в общем. Они заставляют нас двигаться, когда мы действительно не хотим много тренироваться. Это отличные тренировки для тех трудных переходных периодов, когда мы только начинаем повышать уровень сложности, или когда нам необходимо восстановиться. Тренировка *Сожги Жир & Нарасти Мышцы* не разочаровывает. Она делает все эти вещи и делает их очень, очень хорошо. Используйте ее с умом, и она сослужит вам хорошую службу.

Цель: Сжигание Жира

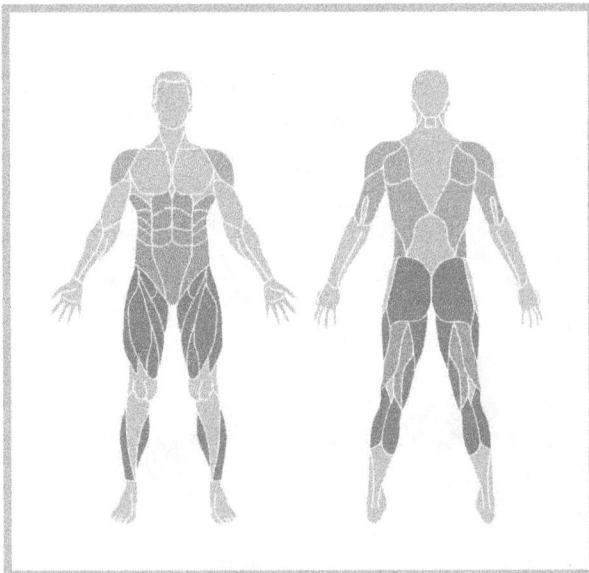

СОЖГИ ЖИР & НАРАСТИ МЫШЦЫ

ТРЕНИРОВКА ОТ DAREBEE © darebee.com

УРОВЕНЬ I 3 подхода **УРОВЕНЬ II** 5 подходов **УРОВЕНЬ III** 7 подходов **ОТДЫХ** до 2 мин

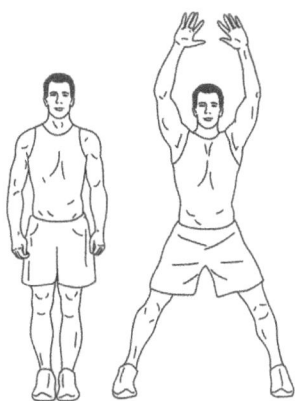

10 прыжков "ноги вместе, ноги врозь"

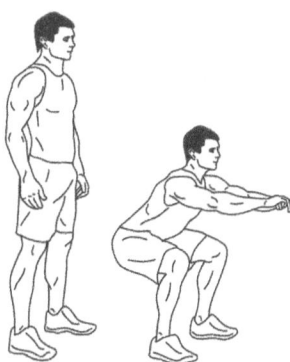

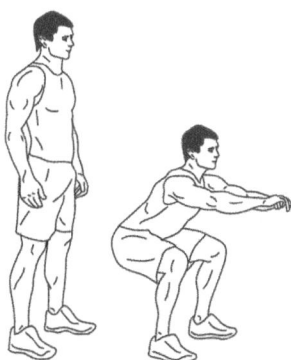

10 приседаний

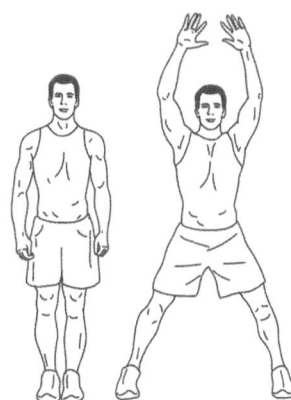

10 прыжков "ноги вместе, ноги врозь"

5 приседаний

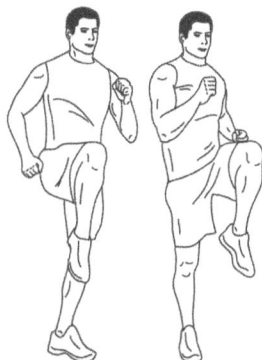

20 высоких подъемов колена

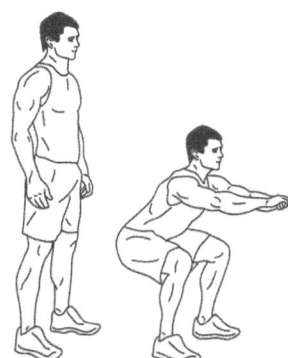

5 приседаний

11 НЕУТОМИМАЯ ПЧЕЛА

Чаще всего никто из нас не имеет много свободного времени, поэтому нам так важно тренироваться эффективно. Тренировка *Неутомимая Пчела* задействует практически каждую мышцу вашего тела и гарантирует, что вы получите все необходимое в ее интенсивном всплеске активности.

Цель: Сжигание Жира

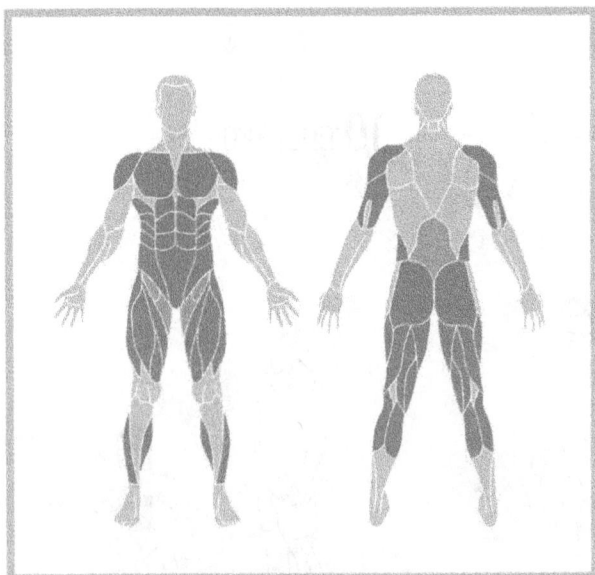

НЕУТОМИМАЯ ПЧЕЛА

ТРЕНИРОВКА ОТ DAREBEE © darebee.com

УРОВЕНЬ I 3 подхода **УРОВЕНЬ II** 5 подходов **УРОВЕНЬ III** 7 подходов **ОТДЫХ** до 2 мин

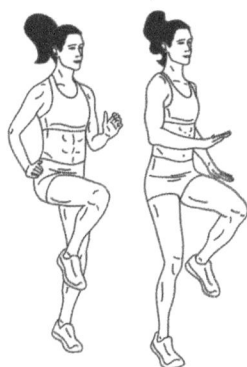

20 высоких подъемов колена

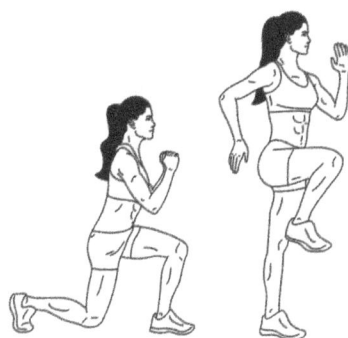

10 выпадов с подъемом колена

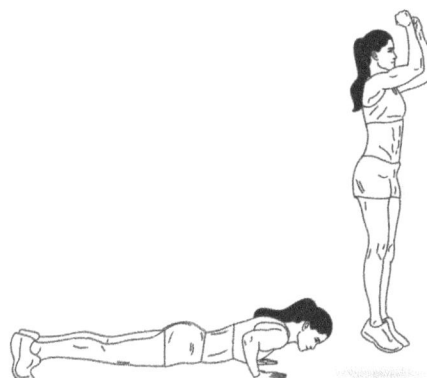

5 берпи

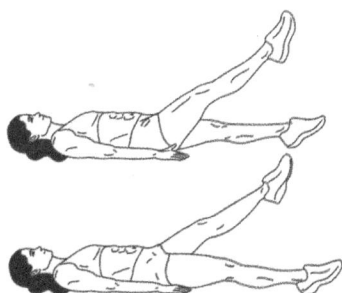

20 махов ногами

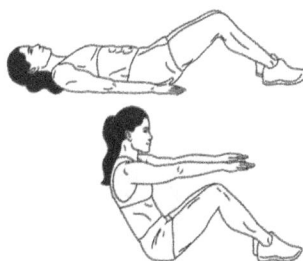

10 подъемов корпуса

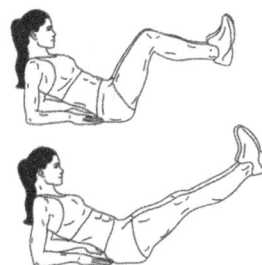

5 рывков ногами

12 КАРДИО & КОР ИНТЕНСИВ

Сосредоточьтесь на сжигании жира и тренируйте мышцы кора с помощью тренировки *Кардио & Кор Интенсив*. Вы вспотеете, даже не выходя из собственного дома. Двигайтесь как можно быстрее в этой круговой тренировке, пока не доберетесь до финишной черты — планки. Держите планку как можно дольше — минимум 20 секунд.

Цель: Сжигание Жира

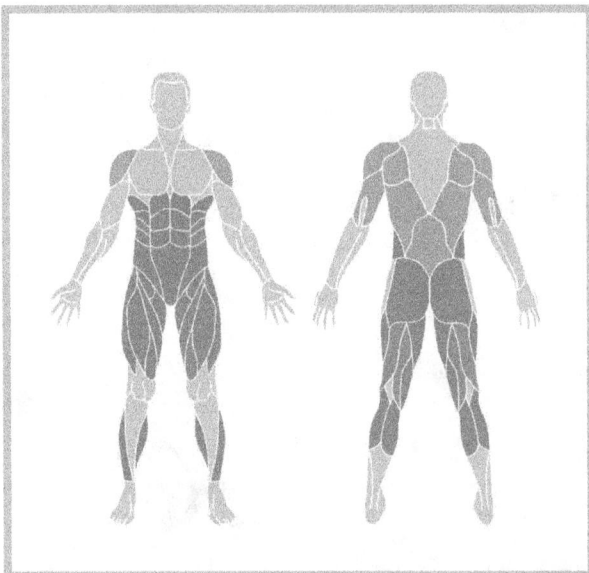

Кардио & Кор
ИНТЕНСИВ

ТРЕНИРОВКА ОТ DAREBEE © darebee.com

УРОВЕНЬ I 3 подхода **УРОВЕНЬ II** 5 подходов **УРОВЕНЬ III** 7 подходов

2 минуты отдыха между подходами

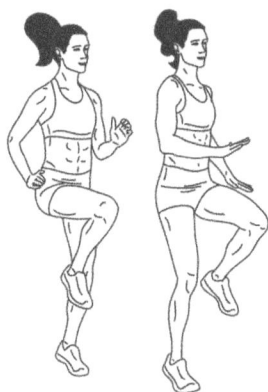

20 высоких подъемов колена

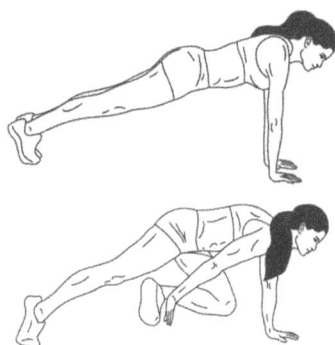

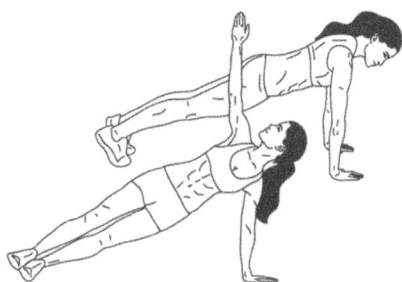

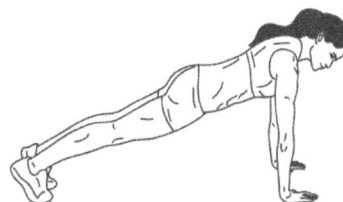

4 касания стопы

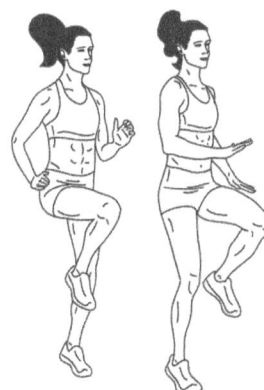

20 высоких подъемов колена

4 поворота из планки

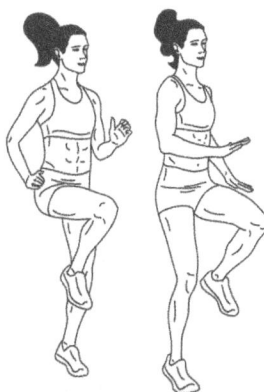

20 высоких подъемов колена

считая до 20 удержание в планке

13 КАРДИО ФИКС

Увеличьте частоту сердечных сокращений, разгоните кровь и заставьте свое тело попотеть с помощью тренировки *Кардио Фикс*! Это прекрасный выбор, если у вас мало времени, вы восстанавливаетесь после травмы (или тяжелой тренировки) или просто любите заниматься круговыми кардио тренировками. Идеальна для новичков.

Совет: продолжайте двигаться, пока круг не будет завершен, не делайте перерывов между упражнениями. И для достижения максимальных результатов, пытайтесь пройти весь круг как можно быстрее.

Цель: Сжигание Жира

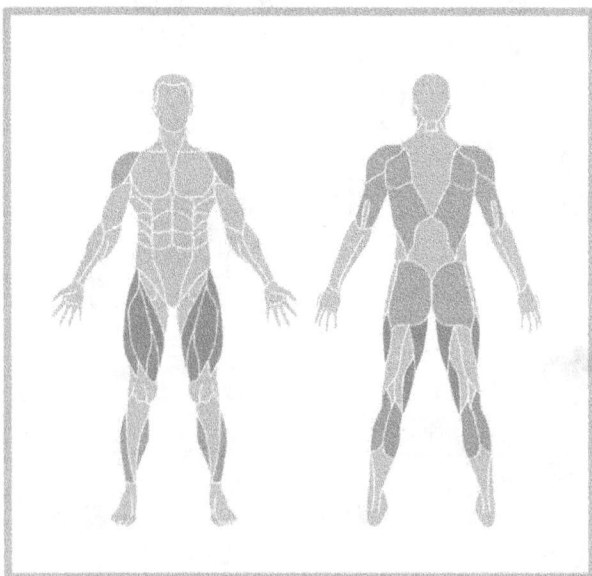

Кардио Фикс

ТРЕНИРОВКА ОТ DAREBEE © darebee.com

УРОВЕНЬ I 3 подхода **УРОВЕНЬ II** 5 подходов **УРОВЕНЬ III** 7 подходов **ОТДЫХ** до 2 мин

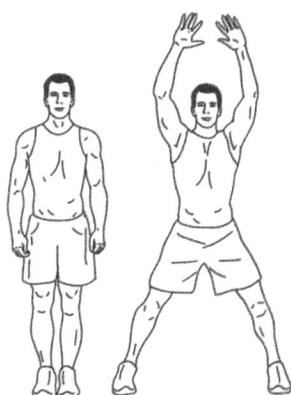

10 прыжков "ноги вместе, ноги врозь"

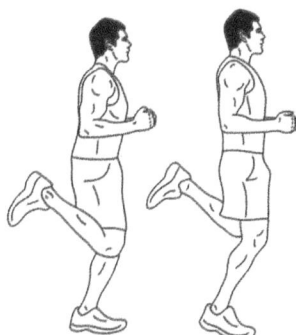

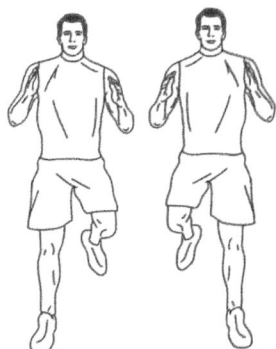

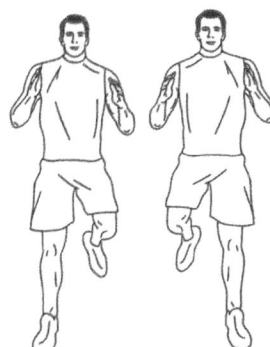

10 захлестов голени назад

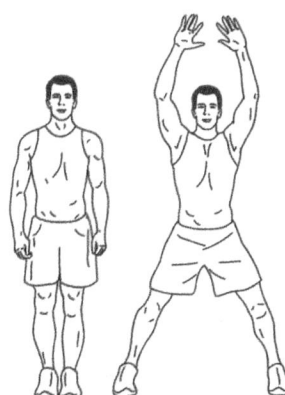

10 прыжков "ноги вместе, ноги врозь"

10 прыжков из стороны в сторону

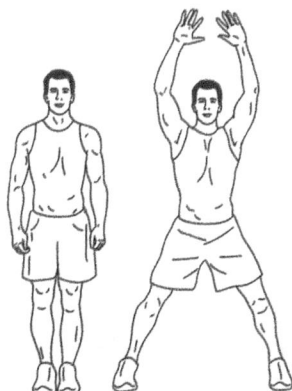

10 прыжков "ноги вместе, ноги врозь"

10 прыжков из стороны в сторону

14 БЕГИ К ВЕРТОЛЕТУ!

Если кто-то уговаривает вас бежать к вертолету, то это значит, что дела плохи, что вы попали в затруднительное положение, время уходит, и на вас нападают орды врагов. К тому же у вас, вероятно, кончились патроны, и вам также негде спрятаться. Хорошо, что тренировка *Беги К Вертолету!* поможет вам прийти в форму до того, как они вас поймают.

Цель: Сжигание Жира

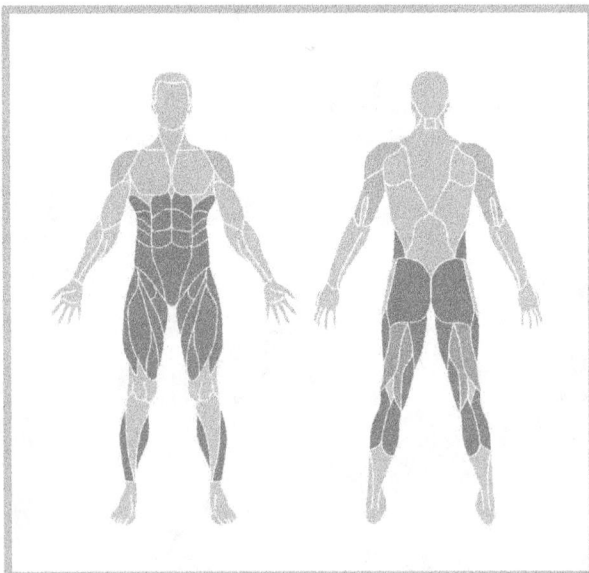

БЕГИ К ВЕРТОЛЕТУ!

DAREBEE ВИИТ ТРЕНИРОВКА © darebee.com

УРОВЕНЬ I 3 подхода **УРОВЕНЬ II** 5 подходов **УРОВЕНЬ III** 7 подходов | 2 мин отдых

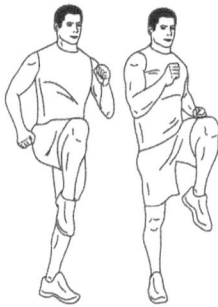

20сек высокие подъемы колена

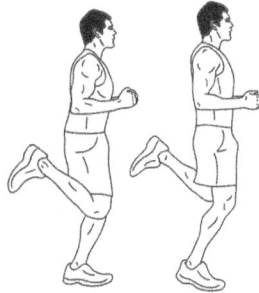

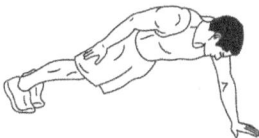

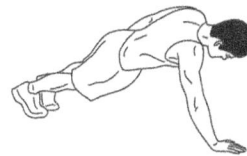

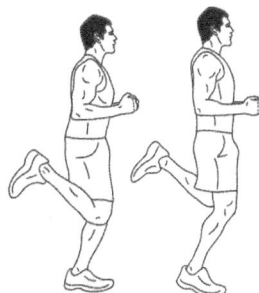

20сек захлесты голени назад

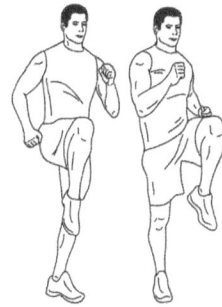

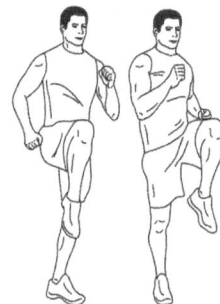

20сек высокие подъемы колена

20сек планка на одной руке

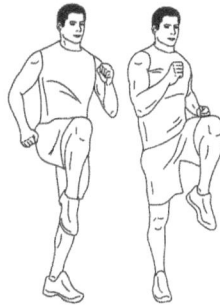

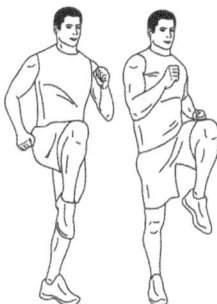

20сек высокие подъемы колена

20сек планка на одной руке

20сек высокие подъемы колена

20сек захлесты голени назад

20сек высокие подъемы колена

15 КОДА

Поднимите свое кардио на новый уровень с помощью тренировки *Кода*. В ней есть все самое лучшее и все самое худшее — нужно только перевести дух и решиться пройти все снова. Кто осмелится, тот победит!

Цель: Сжигание Жира

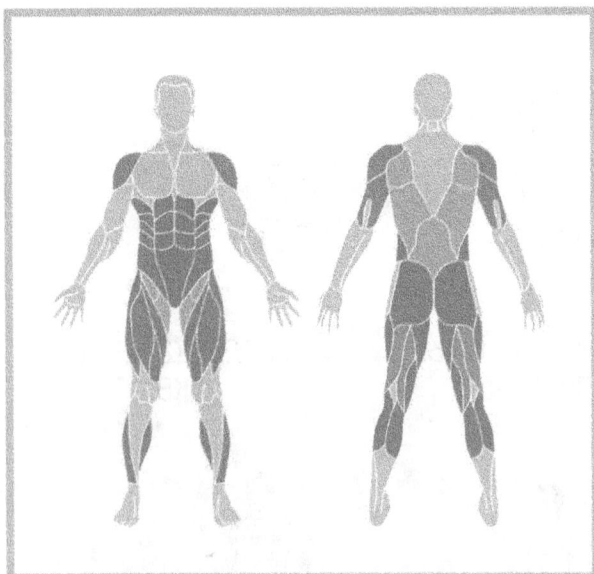

КОДА

DAREBEE ВИИТ ТРЕНИРОВКА © darebee.com

УРОВЕНЬ I 3 подхода **УРОВЕНЬ II** 5 подходов **УРОВЕНЬ III** 7 подходов

2 минуты отдыха между подходами

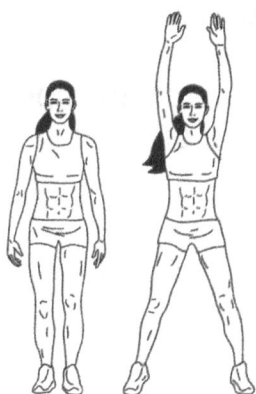

20сек прыжки "ноги вместе, ноги врозь"

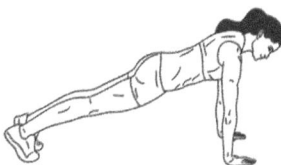

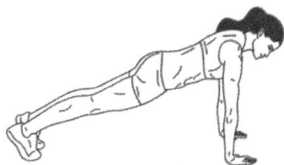

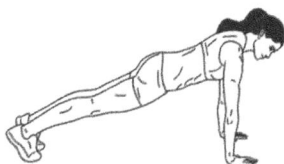

20сек удержание

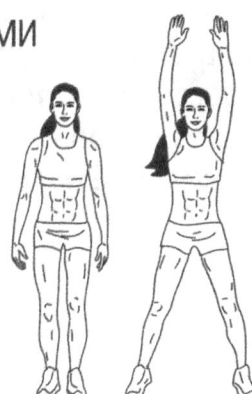

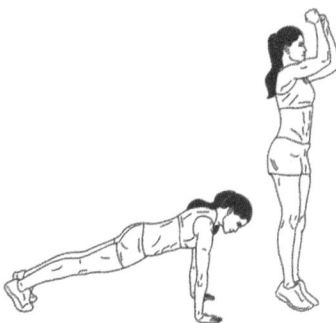

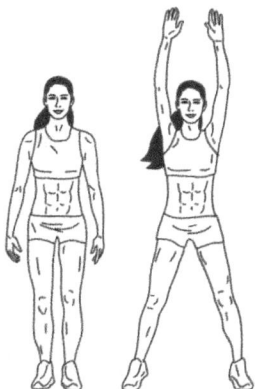

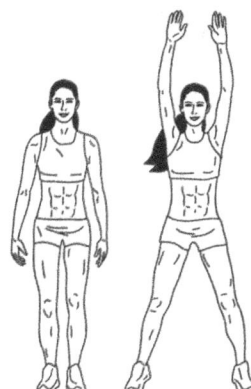

20сек прыжки "ноги вместе, ноги врозь"

20сек удержание

20сек базовые берпи

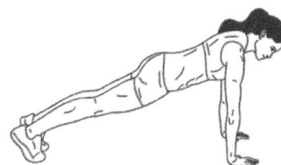

20сек удержание

20сек прыжки "ноги вместе, ноги врозь"

20сек удержание

20сек прыжки "ноги вместе, ноги врозь"

16 БОРЦОВСКАЯ ВИИТ ЭКСПРЕСС

Умение наносить удары руками и ногами — это один из лучших способов наступления и самообороны. Это также отличный способ поднять на новый уровень физическую силу, улучшить координацию и баланс, увеличить силу и скорость. *Борцовская ВИИТ Экспресс*, как следует из названия, проведет вас через базовые движения с высокой интенсивностью и сделает вас здоровее, сильнее и эффективнее в ваших движениях.

Цель: Сжигание Жира

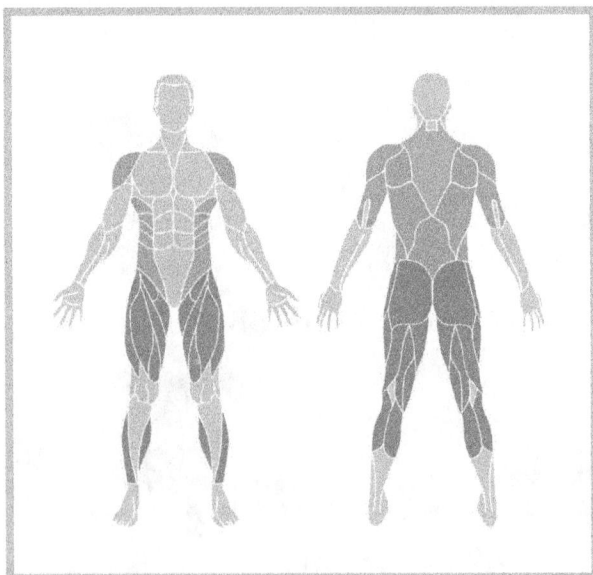

БОРЦОВСКАЯ ВИИТ
ЭКСПРЕСС

ТРЕНИРОВКА
ОТ DAREBEE
© darebee.com

УРОВЕНЬ I 3 подхода
УРОВЕНЬ II 5 подходов
УРОВЕНЬ III 7 подходов

2 минуты отдых

30сек удары ногой в сторону

30сек прямые удары

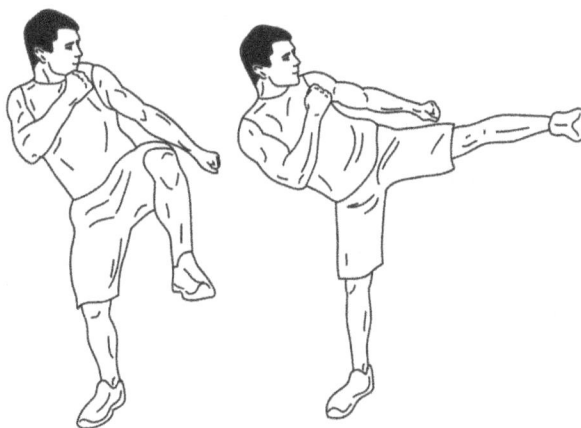

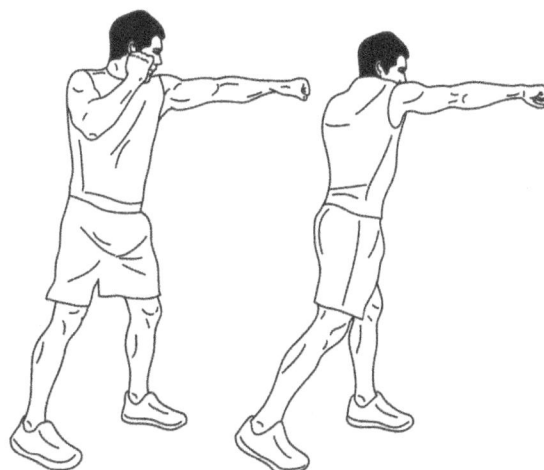

30сек удары ногой в сторону

30сек прямые удары

30сек удары ногой в сторону

30сек прямые удары

17 ПРОРАБОТАЕМ КОР

Мышцам пресса нужна работа. Они требуют разных упражнений, которые создают разную нагрузку на каждую из четырех групп мышц живота. Тренировка *Проработаем Кор* оправдывает свое название — здесь хорошо задействован кор, что в итоге воздействует на весь ваш пресс. Эта тренировка сделает вас функционально более мощными, позволяя передавать мощность от нижней части тела к верхней и наоборот с минимальными потерями энергии. И для этого вам нужно пройти тренировку *Проработаем Кор*.

Цель: Пресс & Кор

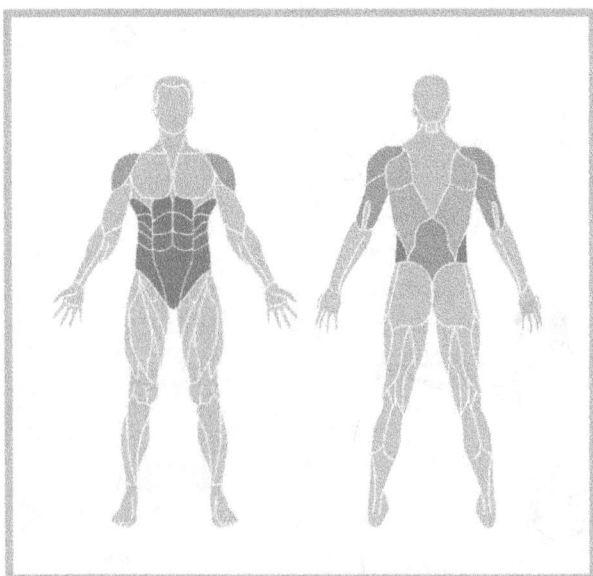

ПРОРАБОТАЕМ КОР

ТРЕНИРОВКА ОТ DAREBEE © darebee.com

Поменяйте сторону и выполните последовательность еще раз

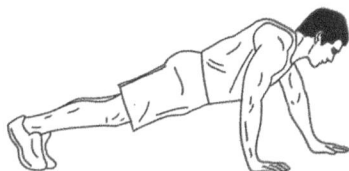

20 секунд

удержание в планке
со смещенными руками

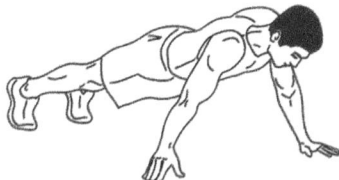

20 секунд

удержание в планке
"лучник"

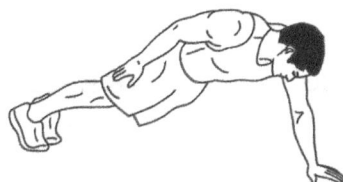

20 секунд

удержание в планке
на одной руке

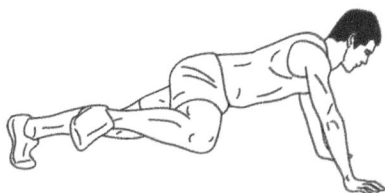

20 секунд

удержание в планке
"колено в сторону"

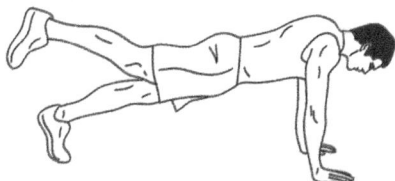

20 секунд

удержание в планке
с поднятой ногой

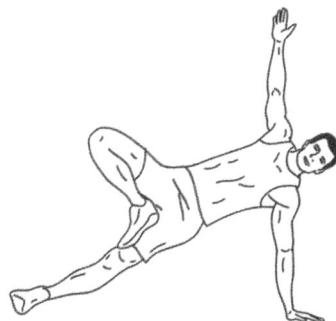

20 секунд

удержание в боковой
планке

18 РЕШАЮЩИЙ УДАР

Собранные в правильную комбинацию, упражнения на базе боевых искусств — это самый быстрый способ добиться увеличения скорости, силы, баланса и координации. Тренировка *Решающий Удар* не разочаровывает. Она нагружает основные группы мышц и вашу аэробную систему, проверяя вашу выносливость и скорость восстановления. Занесите эту тренировку в ваш основной список и возвращайтесь к ней до тех пор, пока вы не сможете делать ее с улыбкой на всем протяжении.

Цель: Боевые Искусства

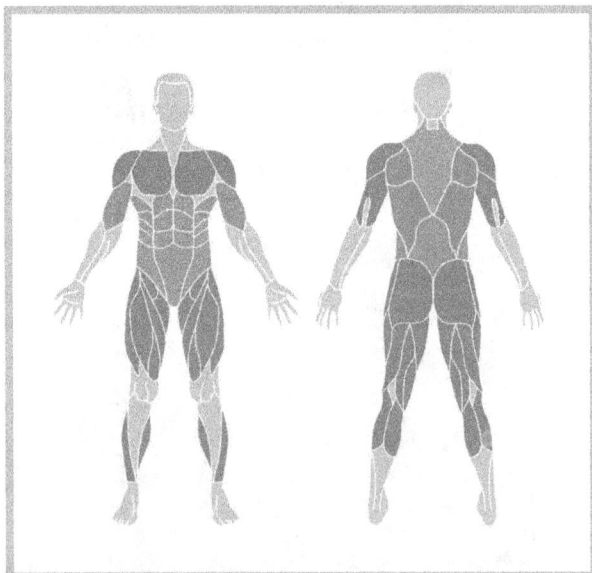

РЕШАЮЩИЙ УДАР

ТРЕНИРОВКА ОТ DAREBEE © darebee.com

УРОВЕНЬ I 3 подхода **УРОВЕНЬ II** 5 подходов **УРОВЕНЬ III** 7 подходов **ОТДЫХ** до 2 мин

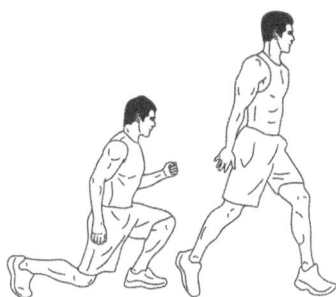

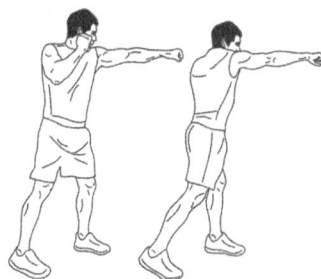

10 выпадов с прыжком   **20** ударов коленом   **20** прямых ударов

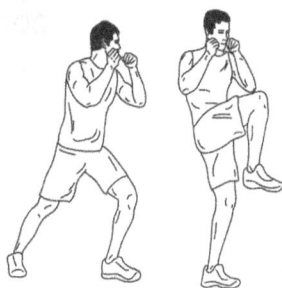

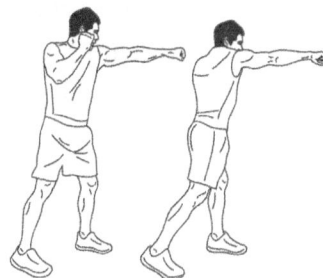

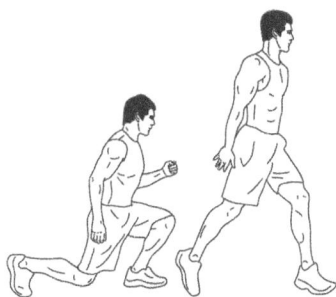

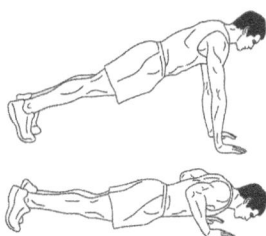

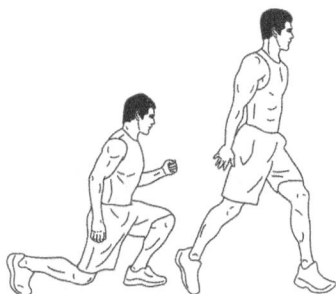

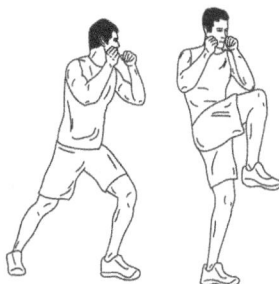

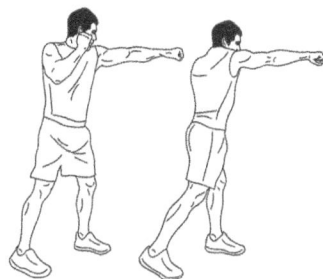

10 выпадов с прыжком   **20** отжиманий   **20** прямых ударов

10 выпадов с прыжком   **20** ударов коленом   **20** прямых ударов

19 СОКРУШИТЕЛЬНАЯ

Сокрушить все! Это веселая, но довольно изнурительная боевая тренировка, требующая концентрации и приличной координации. Она проста, но задействует все основные группы мышц. Выполняйте отжимания медленно, здесь вам вообще не нужна скорость, вам нужно сосредоточиться на своей технике и использовать силу тяжести, чтобы загрузить и бросить вызов своим мышцам.

Цель: Боевые Искусства

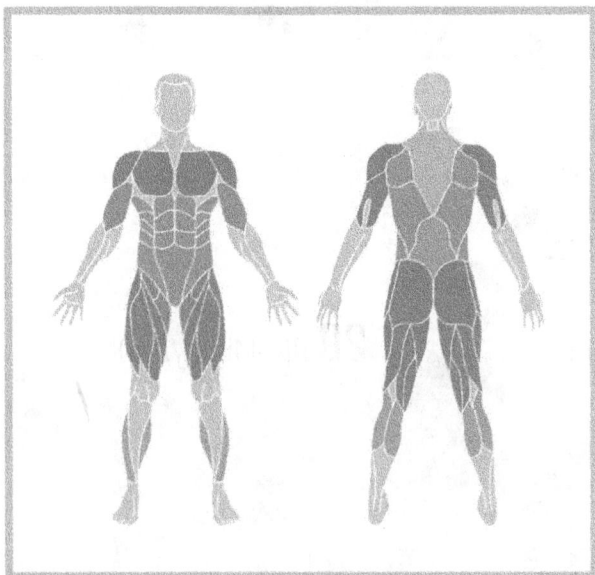

СОКРУШИТЕЛЬНАЯ

ТРЕНИРОВКА ОТ DAREBEE © darebee.com

УРОВЕНЬ I 3 подхода **УРОВЕНЬ II** 5 подходов **УРОВЕНЬ III** 7 подходов **ОТДЫХ** до 2 мин

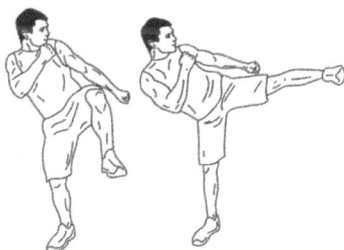

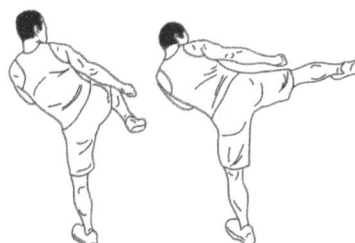

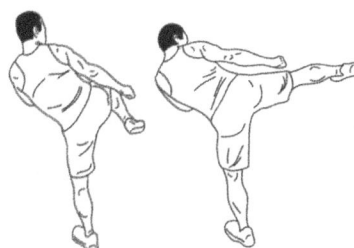

10 ударов в сторону (левая)   **5** отжиманий   **10** ударов в сторону (правая)

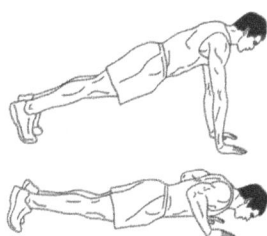

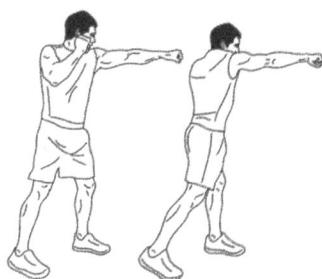

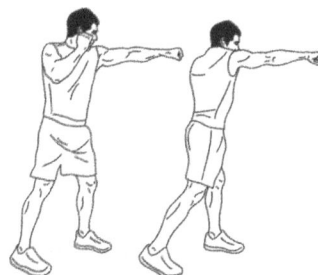

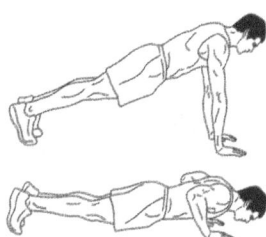

20 прямых ударов   **5** отжиманий   **20** прямых ударов

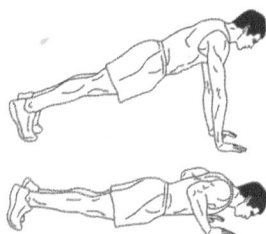

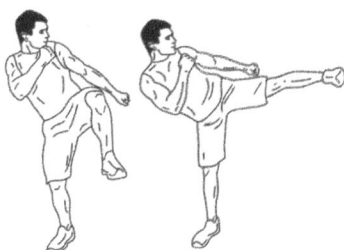

10 ударов в сторону (левая)   **5** отжиманий   **10** ударов в сторону (правая)

20 КИБЕРПАНК

Чувства контроля, сосредоточения, самоопределения и трансформации перетекают в реальную жизнь. Тренировка *Киберпанк* здесь, чтобы помочь вам реализовать их все.

Цель: Сила & Тонус

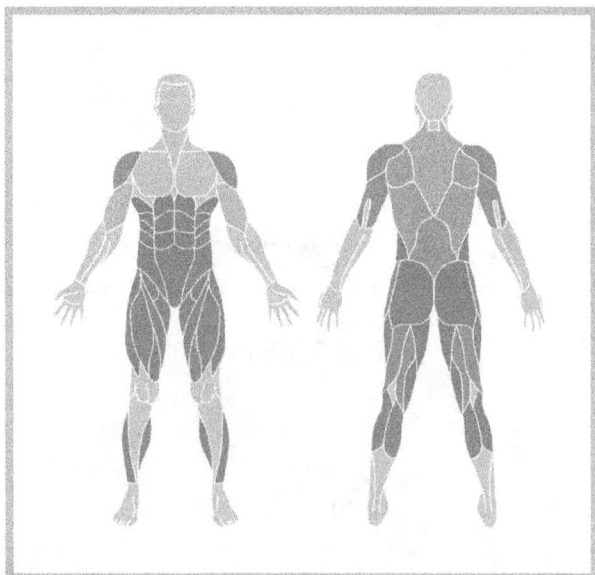

КИБЕРПАНК

ТРЕНИРОВКА ОТ DAREBEE © darebee.com

УРОВЕНЬ I 3 подхода **УРОВЕНЬ II** 5 подходов **УРОВЕНЬ III** 7 подходов **ОТДЫХ** до 2 мин

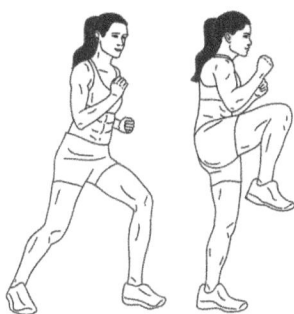

20 ударов коленом

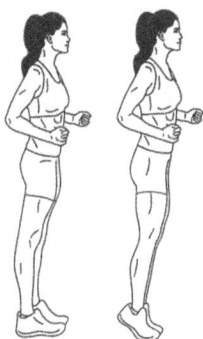

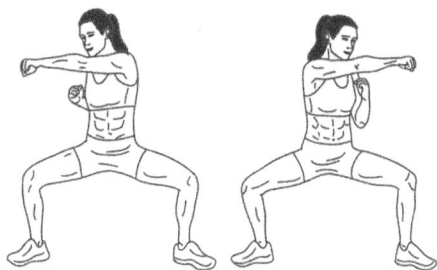

6 подъемов на носки

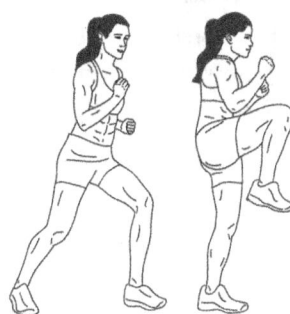

20 ударов коленом

20 ударов в позиции "сумо"

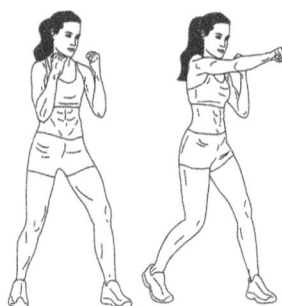

20 прямых ударов

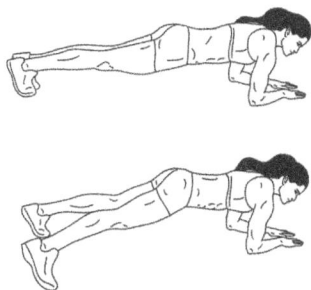

10 отведений ноги в планке на локтях

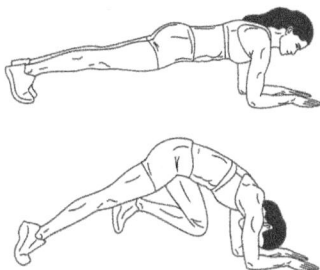

6 движений коленом в планке на локтях

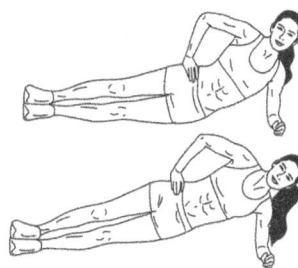

10 подъемов корпуса в боковой планке

21 БАТАЛЬОН СМЕРТИ

Батальон Смерти — это силовая тренировка для всего тела, которая начинает оказывать влияние на мышцы тела вскоре после того, как вы закончите самый первый подход. Хотя это всего лишь уровень сложности III, вам не придется долго ждать, чтобы почувствовать усталость, но затем вы преодолеете эту образную стену, на другой стороне которой находится физическая сила, которую вы жаждете.

Цель: Сила & Тонус

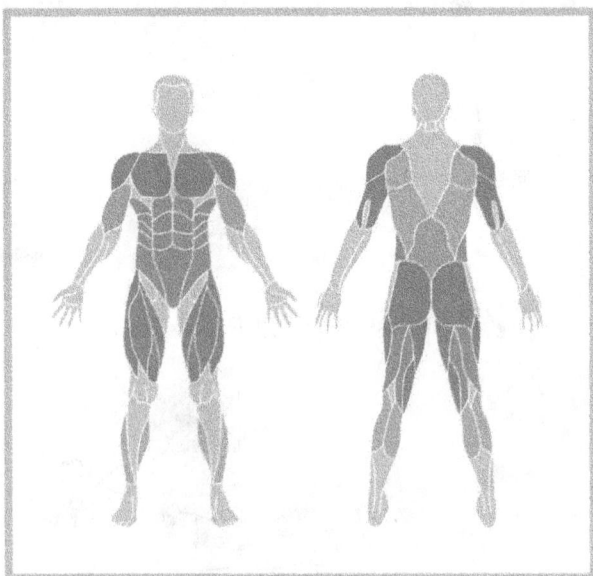

БАТАЛЬОН СМЕРТИ

ТРЕНИРОВКА ОТ DAREBEE © darebee.com

УРОВЕНЬ I 3 подхода **УРОВЕНЬ II** 5 подходов **УРОВЕНЬ III** 7 подходов **ОТДЫХ** до 2 мин

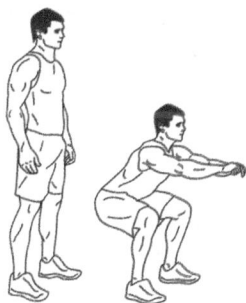

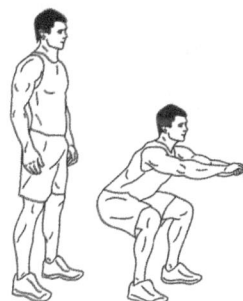

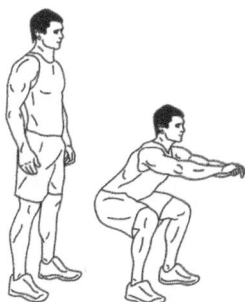

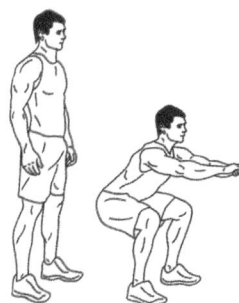

15 приседаний   **5** отжиманий   **15** приседаний

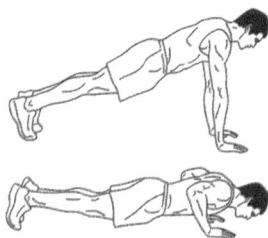

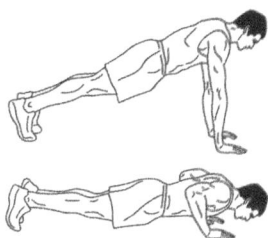

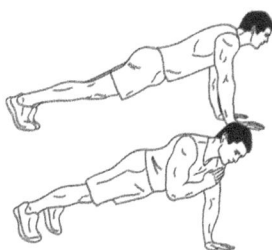

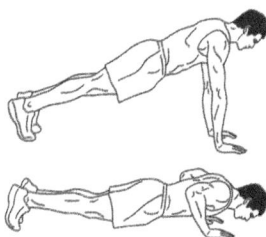

5 отжиманий   **30** касаний плеча   **5** отжиманий

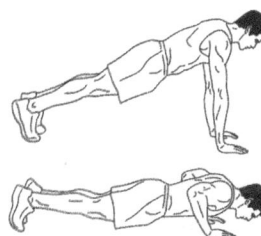

15 приседаний   **5** отжиманий   **15** приседаний

22 ДОСТИЧЬ ЗВЕЗД

Будьте дерзкими и продолжайте двигаться вперед, пока не достигнете своих целей.

Рекомендация: убедитесь, что при выполнении выпадов, вы опускаете колено до пола почти касаясь его. Не торопитесь и следите за техникой выполнения упражнений.

Цель: Сила & Тонус

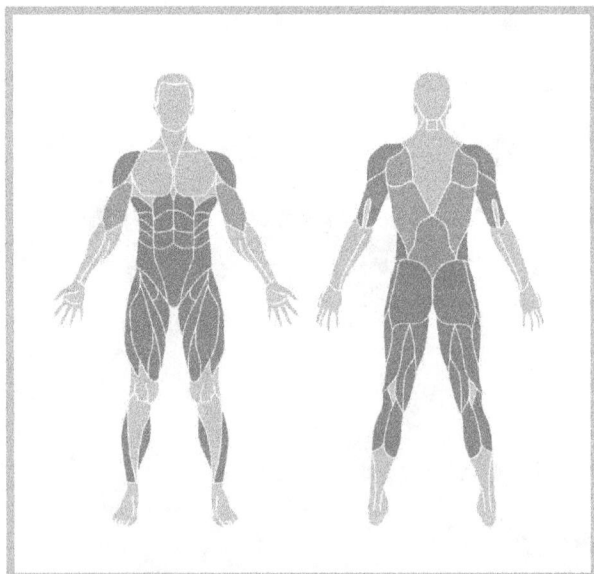

ДОСТИЧЬ ЗВЕЗД

ТРЕНИРОВКА ОТ DAREBEE © darebee.com

УРОВЕНЬ I 3 подхода **УРОВЕНЬ II** 5 подходов **УРОВЕНЬ III** 7 подходов **ОТДЫХ** до 2 мин

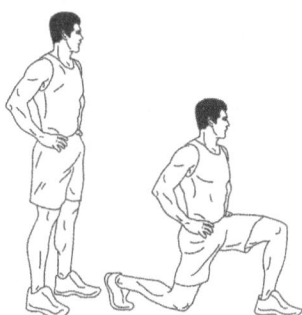

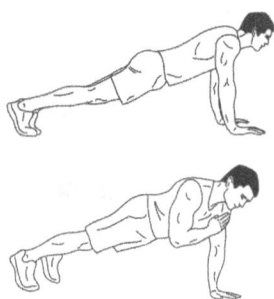

10 выпадов   **10** касаний плеча   **10** поворотов в планке

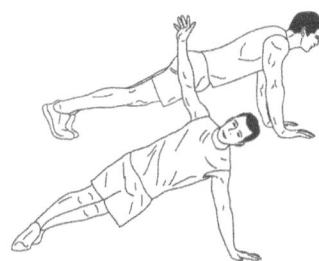

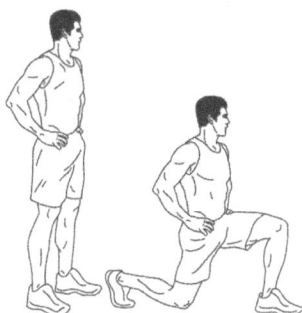

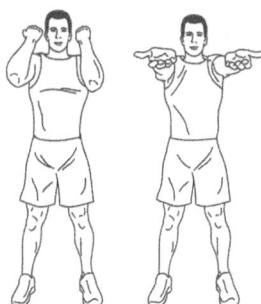

10 выпадов   **30** растяжек на бицепс   **10** подъемов на носки

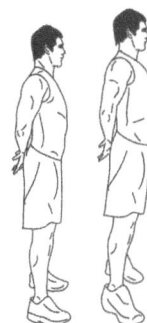

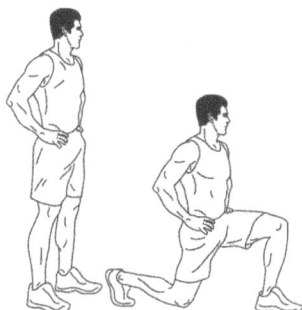

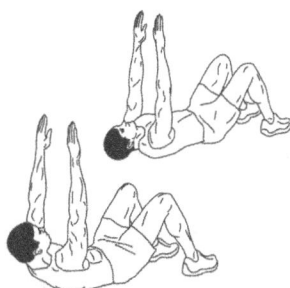

10 выпадов   **10** скручиваний с поднятыми руками   **10** движений "колено-к-локтю"

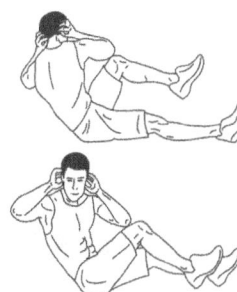

СДЕЛАЙ БОЛЬШЕ

Тренировка уровня сложности II по-прежнему может принести ощутимые преимущества в плане физической работоспособности даже для продвинутых фитнес-спортсменов, если она выполняется на уровне III с уменьшением времени отдыха до одной минуты. И это потому, что, как и каждая тренировка, она бросает вызов организму по-разному, вызывая новую реакцию адаптации, что означает, что ваша физическая форма улучшится в любом случае. Кроме того, это тренировка, которую может выполнять любой человек практически с любым уровнем физической подготовки, а это значит, что это также отличный стимул для вас.

Цель: Сжигание Жира

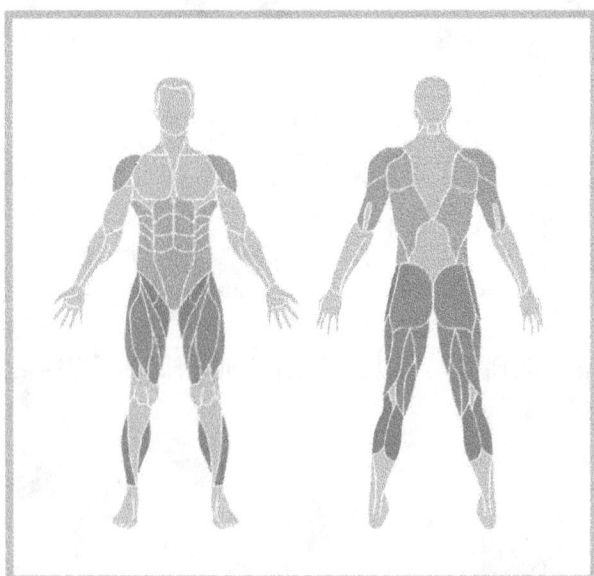

СДЕЛАЙ БОЛЬШЕ!

ТРЕНИРОВКА ОТ DAREBEE © darebee.com

УРОВЕНЬ I 3 подхода **УРОВЕНЬ II** 5 подходов **УРОВЕНЬ III** 7 подходов **ОТДЫХ** до 2 мин

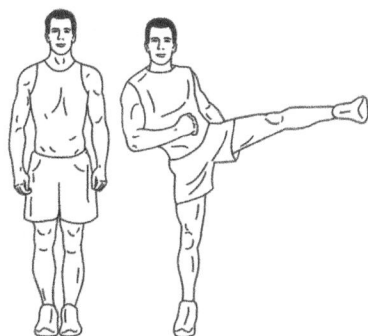

20 подъемов ноги
в сторону

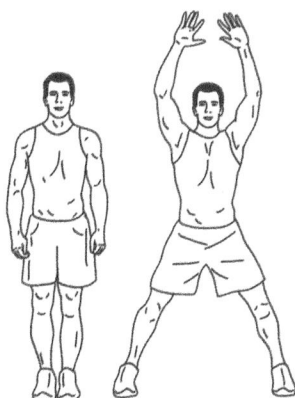

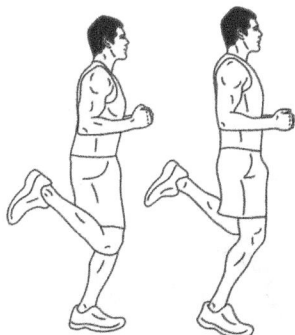

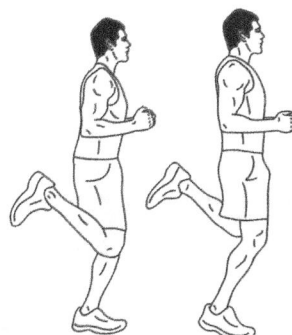

20 прыжков "ноги вместе,
ноги врозь"

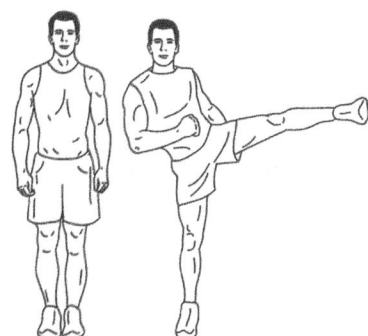

20 подъемов ноги
в сторону

20 захлестов голени
назад

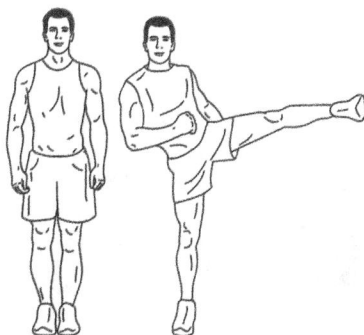

20 подъемов ноги
в сторону

20 захлестов голени
назад

24 УСКОРЕННАЯ ДОСТАВКА

Тренировка *Ускоренная Доставка* быстра и эффективна, в ней даже упражнения на полу нагружают мышцы и сухожилия, которые используются в остальной части тренировки. Из-за этого ее сложно пройти без стона (или двух), а это значит, что она поможет повысить температуру вашего тела и быстро ввести вас в зону потоотделения.

Цель: Сжигание Жира

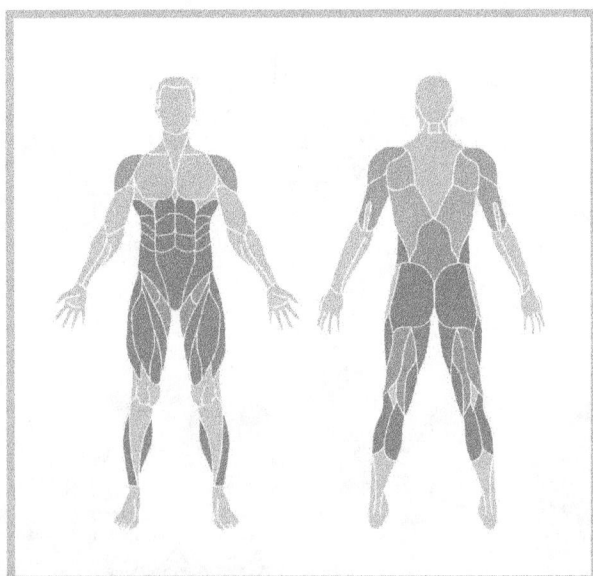

срочная доставка

DAREBEE ВИИТ ТРЕНИРОВКА © darebee.com

УРОВЕНЬ I 3 подхода **УРОВЕНЬ II** 5 подходов **УРОВЕНЬ III** 7 подходов | отдых 2 мин

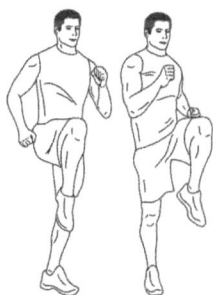

20сек высокие подъемы колена

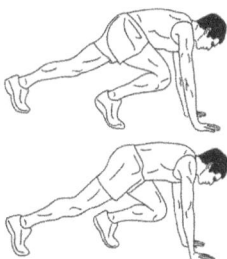

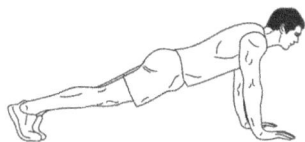

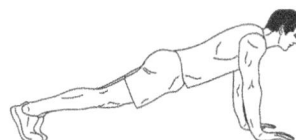

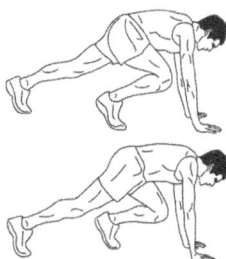

20сек "скалолазы"

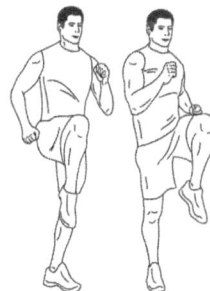

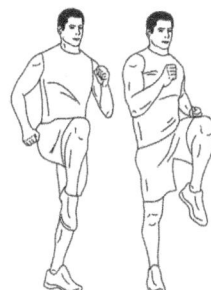

20сек высокие подъемы колена

20сек удержание планки

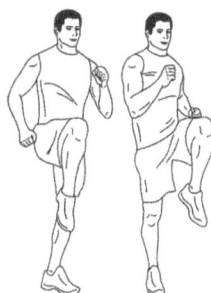

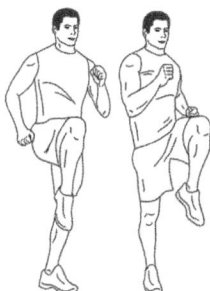

20сек высокие подъемы колена

20сек удержание планки

20сек высокие подъемы колена

20сек "скалолазы"

20сек высокие подъемы колена

25 ЕЩЕ БОЛЬШЕ СПЕЦИЙ

Как говорится, жизнь должна быть приправлена, поэтому мы предлагаем вам пройти тренировку *Еще Больше Специй* — это комплексная тренировка для всего тела, которая фокусируется на технике и качестве движений в каждом подходе.

Цель: Сжигание Жира

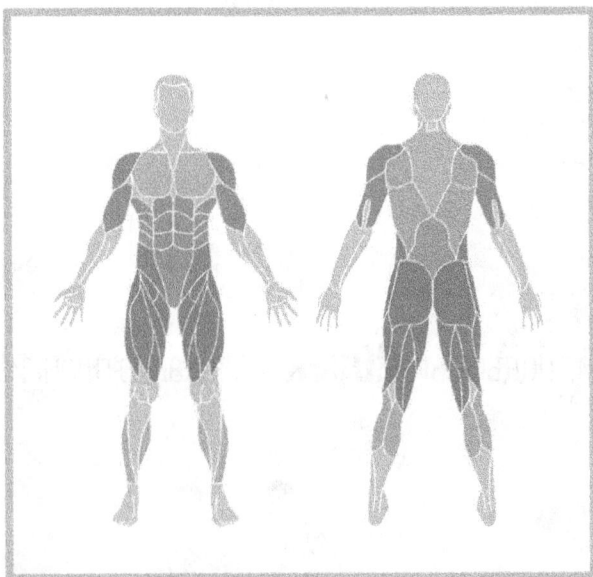

ЕЩЕ БОЛЬШЕ СПЕЦИЙ

ТРЕНИРОВКА ОТ DAREBEE
© darebee.com

Уровень I 3 подхода
Уровень II 5 подходов
Уровень III 7 подходов

2 минуты отдых

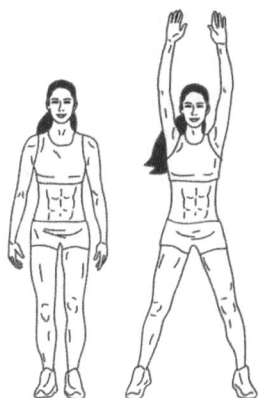

10 прыжков "ноги вместе, ноги врозь"

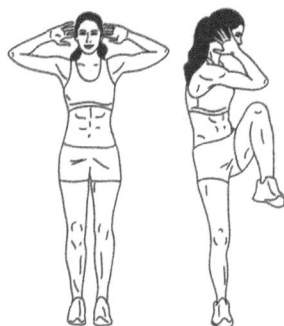

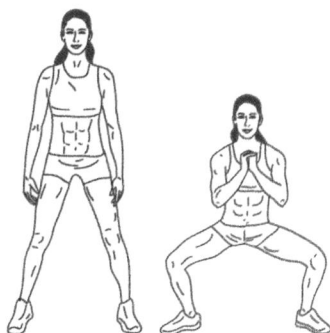

10 движений "колено-к-локтю"

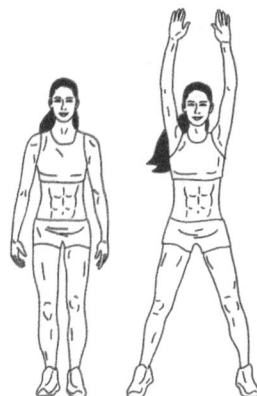

10 прыжков "ноги вместе, ноги врозь"

10 приседаний "сумо"

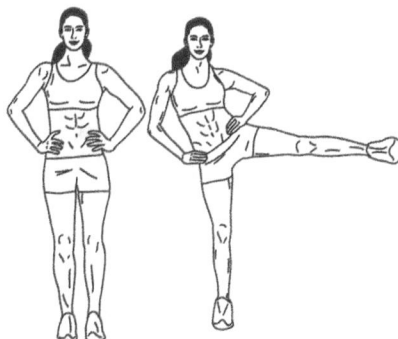

10 подъемов ноги в сторону

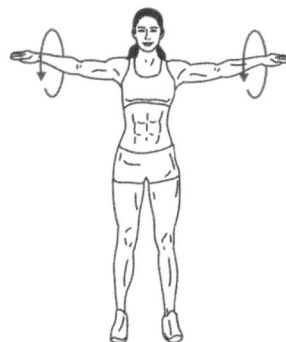

10 кругов руками

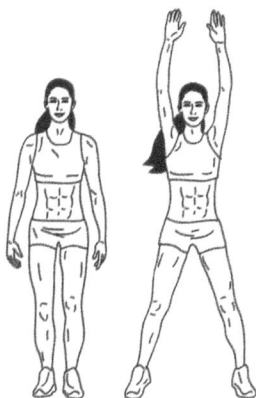

10 прыжков "ноги вместе, ноги врозь"

ПОТРЯСАЮЩИЙ ПРЕСС

Пресс и кор — это соединение, в котором сила нижней части тела преобразуется в силу верхней части тела. Но для этого вам нужен сильный пресс и крепкий кор. Тренировка *Потрясающий Пресс* работает со всем этим динамично и статично. Кросс-микс обеспечивает мощную тренировку пресса, которая требует, чтобы вы поднимали колени практически на высоту талии, выполняя высокие подъемы колена, и держали тело максимально прямым во время выполнения планки.

Цель: Сжигание Жира & Пресс

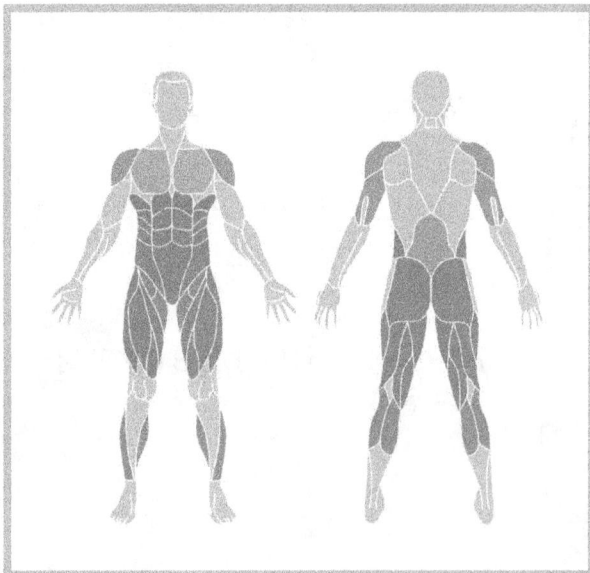

ПОТРЯСАЮЩИЙ
ПРЕСС

DAREBEE ВИИТ ТРЕНИРОВКА © darebee.com

УРОВЕНЬ I 3 подхода **УРОВЕНЬ II** 5 подходов **УРОВЕНЬ III** 7 подходов | 2 мин отдых

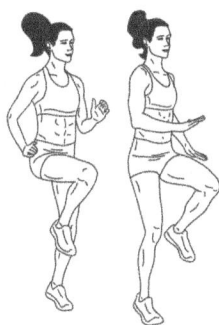

20сек высокие подъемы колена

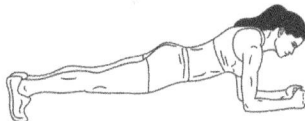

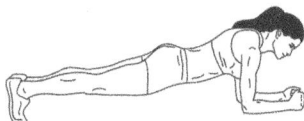

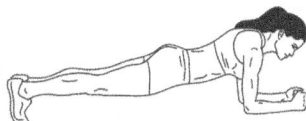

20сек планка на локтях

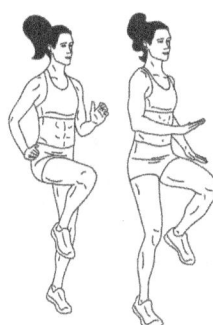

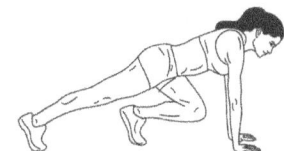

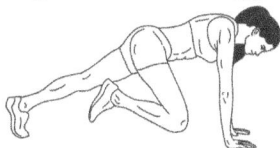

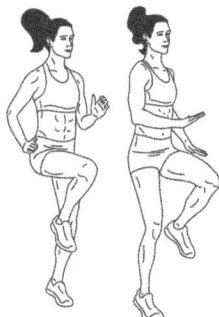

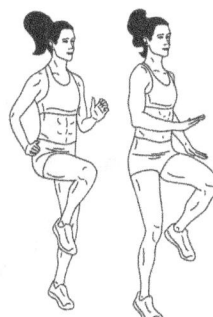

20сек высокие подъемы колена

20сек планка на локтях

20сек "скалолазы"

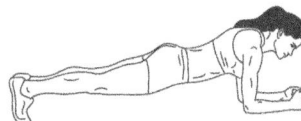

20сек планка на локтях

20сек высокие подъемы колена

20сек планка на локтях

20сек высокие подъемы колена

27 ХОРОШЕЕ НАСТРОЕНИЕ

Упражнения — один из лучших способов мгновенно поднять настроение. Эта быстрая и легкая тренировка — именно то, что прописал врач. Не упустите возможность пройти ее, оно того стоит!

Цель: Сжигание Жира

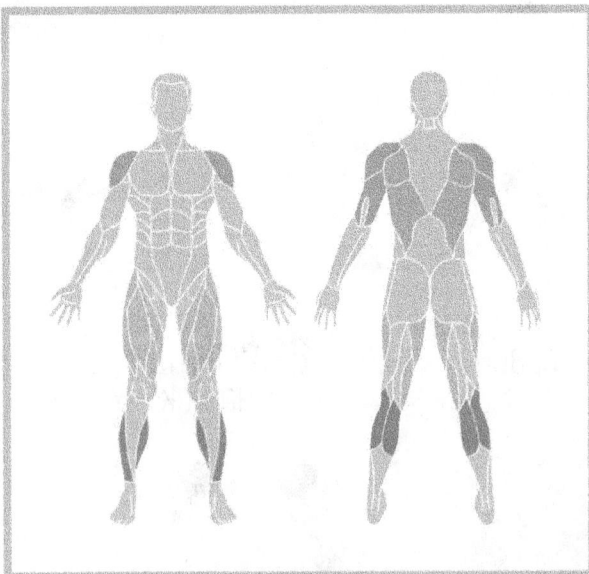

ХОРОШЕЕ НАСТРОЕНИЕ

ТРЕНИРОВКА ОТ DAREBEE © darebee.com

УРОВЕНЬ I 3 подхода **УРОВЕНЬ II** 5 подходов **УРОВЕНЬ III** 7 подходов **ОТДЫХ** до 2 мин

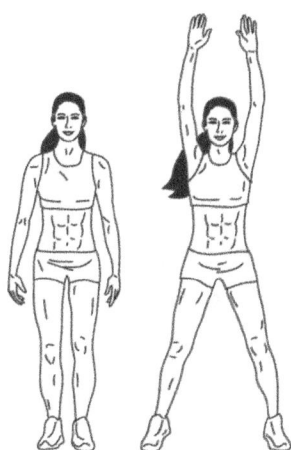

10 прыжков "ноги вместе, ноги врозь"

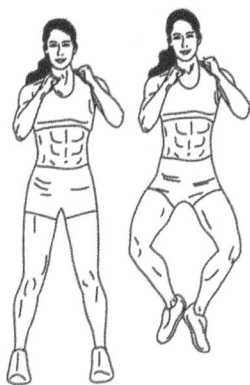

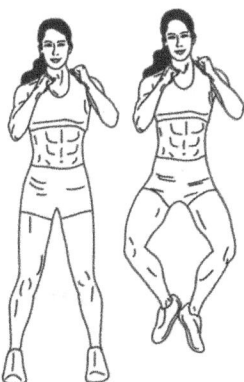

2 прыжка с "хлопком" пятками

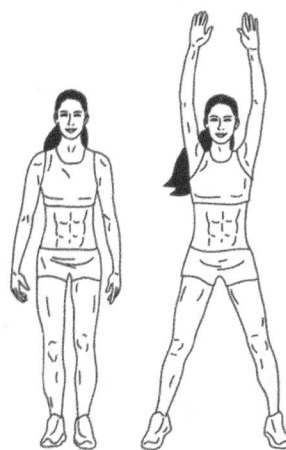

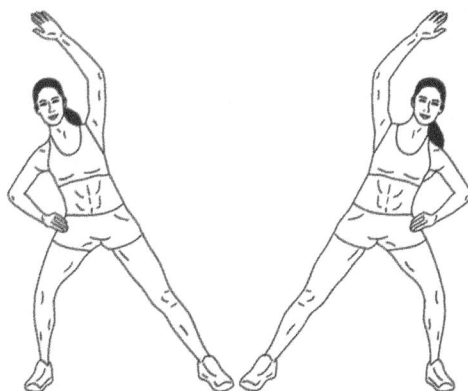

10 прыжков "ноги вместе, ноги врозь"

2 прыжка с "хлопком" пятками

10 энергичных наклонов из стороны в сторону

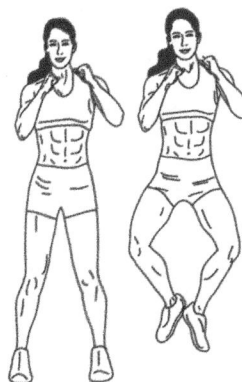

2 прыжка с "хлопком" пятками

28 РОКОВАЯ ЖЕНЩИНА

Войдите в образ, станьте специальным агентом и почувствуйте себя сильным, способным и опасным с тренировкой *Роковая Женщина*. Боевые приемы, упражнения лежа и упражнения на укрепление сухожилий превратят ваше тело в одну целеустремленную и неустрашимую боевую машину.

Цель: Сила & Тонус

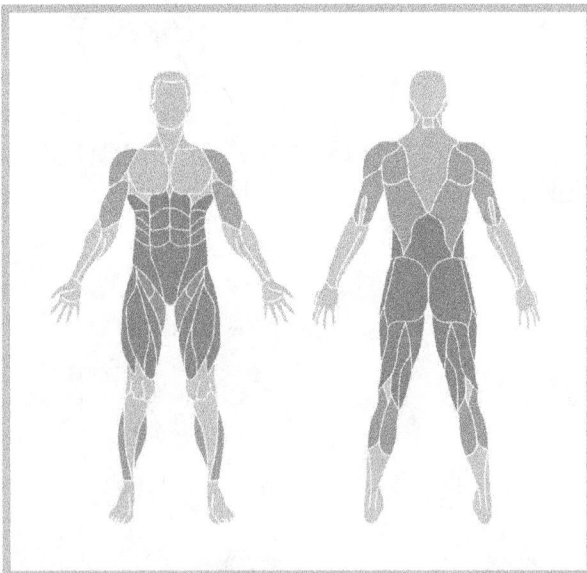

Роковая женщина

ТРЕНИРОВКА ОТ DAREBEE
© darebee.com
УРОВЕНЬ I 3 подхода
УРОВЕНЬ II 5 подходов
УРОВЕНЬ III 7 подходов
2 минуты отдых

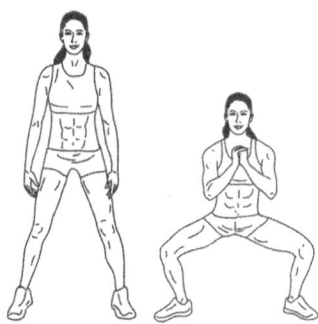

10 приседаний "сумо"

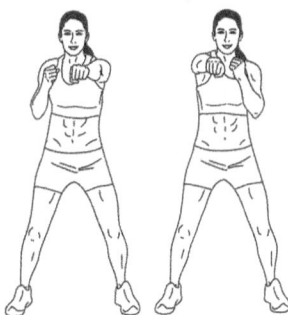

20 прямых ударов

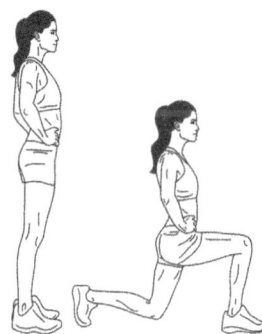

10 выпадов

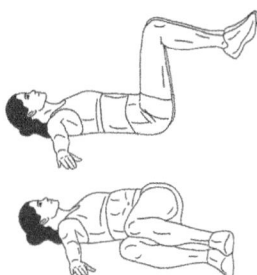

10 поворотов согнутых в коленях ног

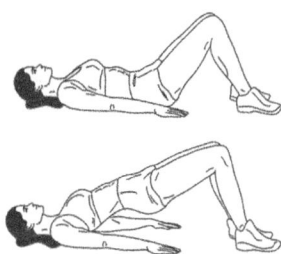

10 мостиков

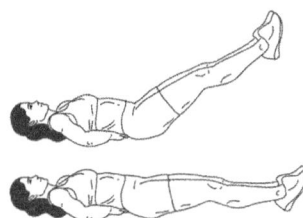

10 подъемов ног

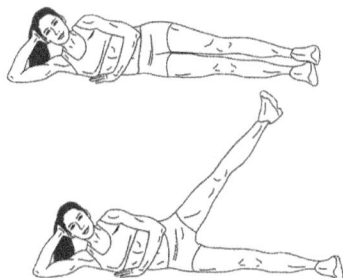

20 подъемов ноги в положении "на боку"

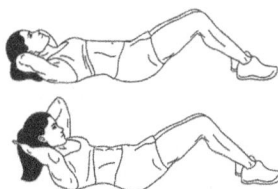

20 скручиваний

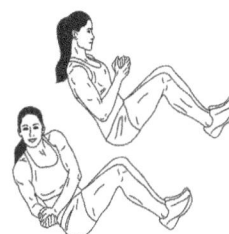

20 поворотов торса "русский твист"

29 НОВОЕ НАЧАЛО

Новое Начало — это тренировка, на которую вам следует обратить внимание, если вы снова приступаете к тренировкам после перерыва из-за травмы или других обстоятельств. Она легкая, быстрая, она заряжает энергией и помогает телу запомнить, как ему двигаться эффективнее.

Цель: Сжигание Жира

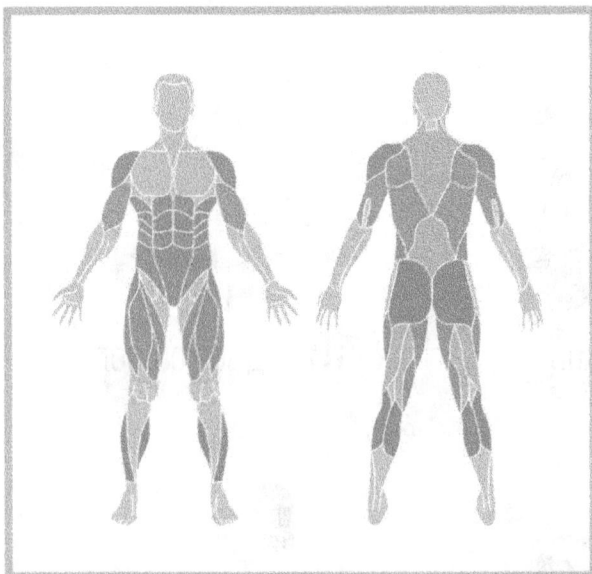

НОВОЕ НАЧАЛО

ТРЕНИРОВКА ОТ DAREBEE © darebee.com

УРОВЕНЬ I 3 подхода **УРОВЕНЬ II** 5 подходов **УРОВЕНЬ III** 7 подходов **ОТДЫХ** до 2 мин

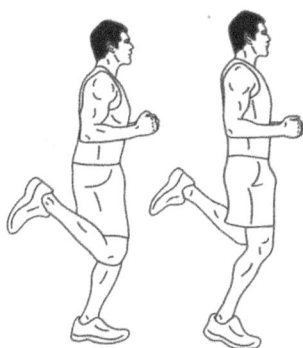

10 захлестов голени назад

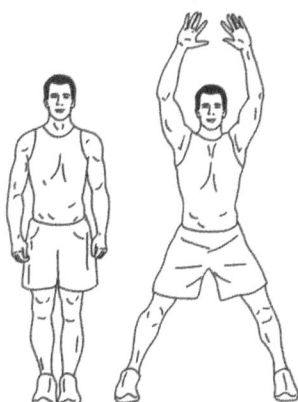

10 прыжков "ноги вместе, ноги врозь"

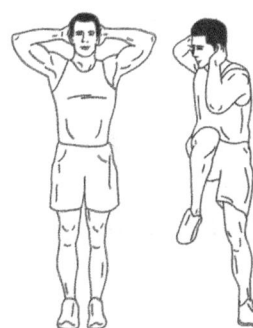

10 движений "колено-к-локтю"

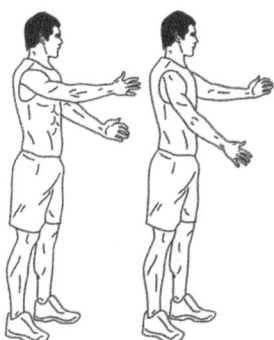

20 вертикальных "ножниц"

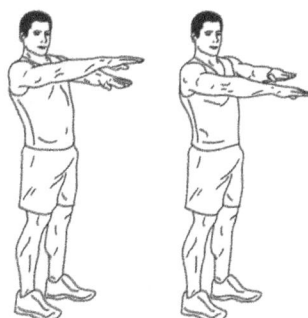

20 горизонтальных "ножниц"

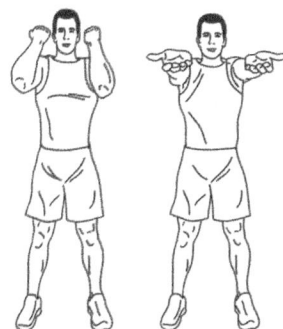

20 растяжек на бицепс

30 ГЕНЕЗИС

Вначале всегда сложно, но если вы будете упорны, в конце концов это того стоит. Тренировка *Генезис* — это чистый огонь, она сломает вас, чтобы создать вас заново. Будьте терпеливы, выкладывайтесь полностью, проявляйте настойчивость, и, как только вы пройдете все до конца, ничто не будет ощущаться непреодолимым. Так взращивается стойкость и куется железная воля. Продолжайте двигаться как можно быстрее пока не закончится время, отдышитесь и сделайте все снова.

Цель: Сжигание Жира

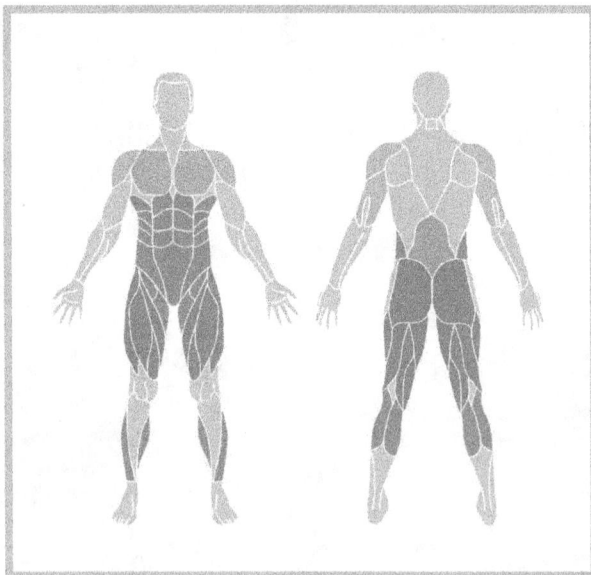

ГЕНЕЗИС

DAREBEE ВИИТ ТРЕНИРОВКА © darebee.com

УРОВЕНЬ I 3 подхода УРОВЕНЬ II 5 подходов УРОВЕНЬ III 7 подходов | 2 мин отдых

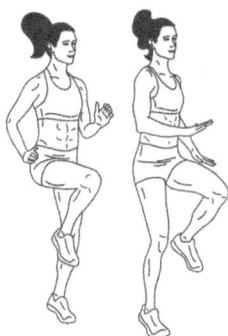

20сек высокие подъемы колена

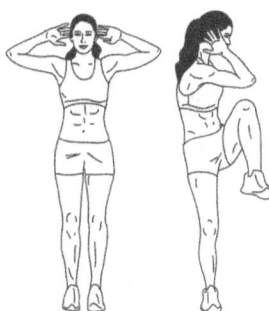

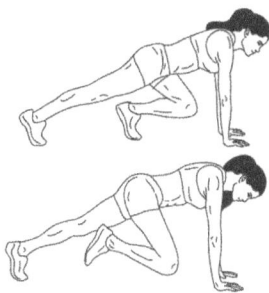

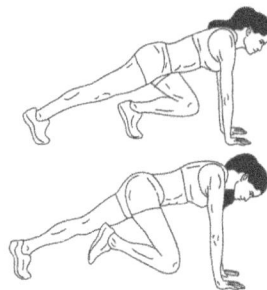

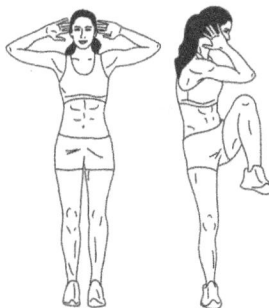

20сек движения "колено-к-локтю"

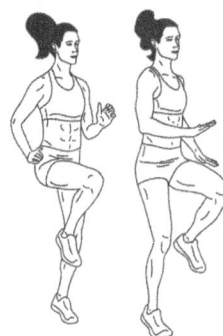

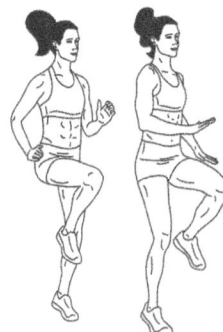

20сек высокие подъемы колена

20сек "скалолазы"

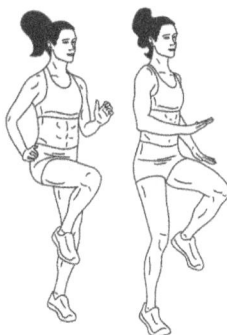

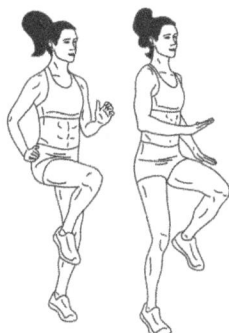

20сек высокие подъемы колена

20сек "скалолазы"

20сек высокие подъемы колена

20сек движения "колено-к-локтю"

20сек высокие подъемы колена

31 СДЕЛАЙ ЭТО!

Эта тренировка идеально подходит для тех случаев, когда вам просто нужно — Сделать Это. Она бросит вызов вашим легким и проработает ваш кор, и, не перегружая ваш организм, обеспечит нужное количество «мышечного жжения» в нужное время. Следовать этой программе очень легко, в ней нет сложных движений, но, тем не менее, она успеет проработать все ваше тело. Рекомендация: Если вы хотите получить максимальные результаты, не опускайте руки во время выполнения второго ряда упражнений.

Цель: Сжигание Жира

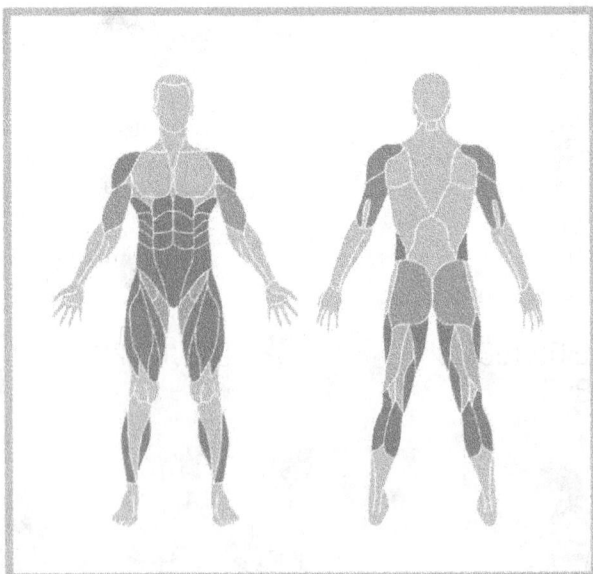

СДЕЛАЙ ЭТО!

DAREBEE ВИИТ ТРЕНИРОВКА © darebee.com

УРОВЕНЬ I 3 подхода УРОВЕНЬ II 5 подходов УРОВЕНЬ III 7 подходов

2 минуты отдыха между подходами

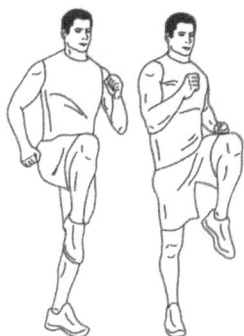

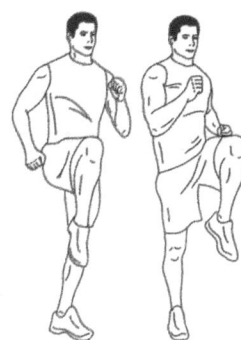

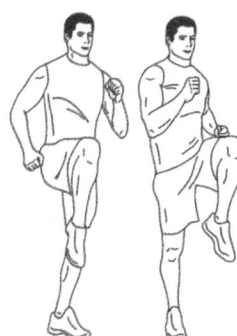

20сек высокие подъемы колена

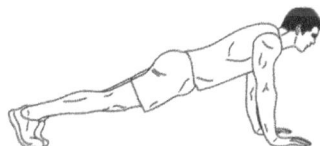

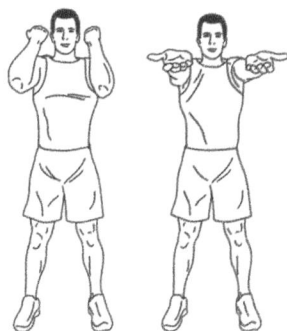

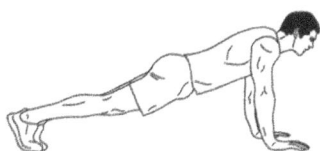

20сек планка

20сек высокие подъемы колена

20сек растяжка на бицепс

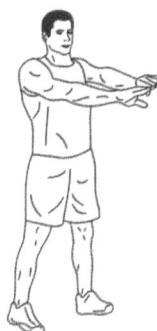

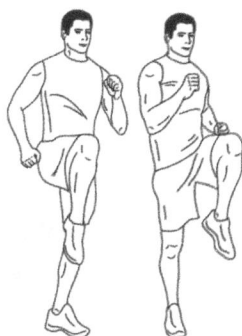

20сек удержание

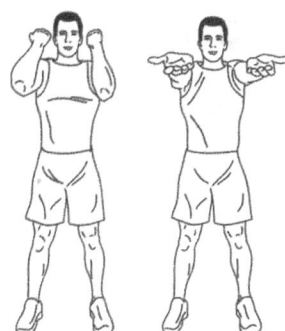

20сек растяжка на бицепс

20сек высокие подъемы колена

20сек планка

20сек высокие подъемы колена

32 ДОБРОЕ УТРО: ЙОГА

Разум и тело, работая вместе, создают совершенную комбинацию, делающую вас более здоровым, сосредоточенным и сильным. Эта основа строится постепенно, небольшими, размеренными шагами, и именно здесь на помощь приходит тренировка *Доброе Утро: Йога*. Разработанная, чтобы помочь вам встречать каждый день на ваших условиях, эта тренировка изменит вас внутри и снаружи.

Цель: Здоровье & Тонус

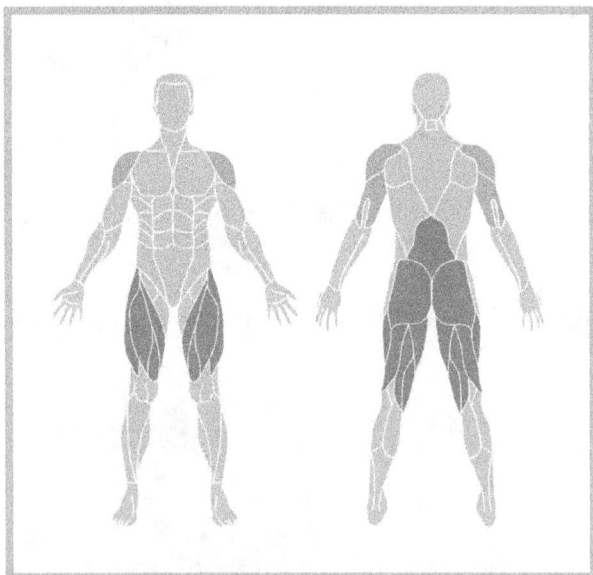

ДОБРОЕ УТРО
ЙОГА

ОТ DAREBEE
© darebee.com

Удерживайте каждую позу в течение **30 секунд,** затем переходите к следующей

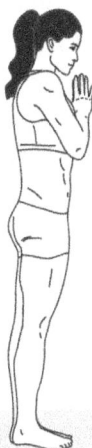

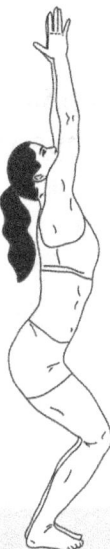

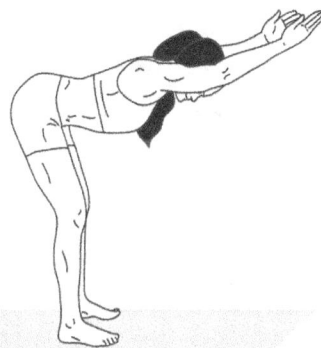

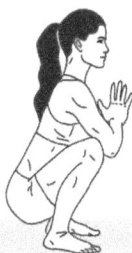

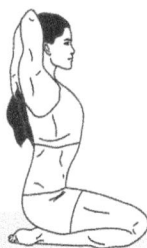

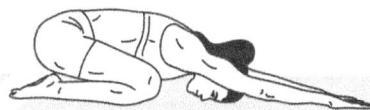

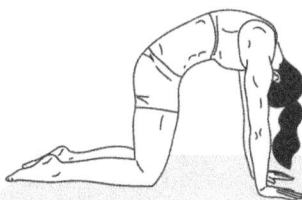

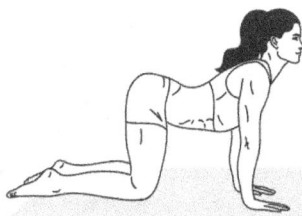

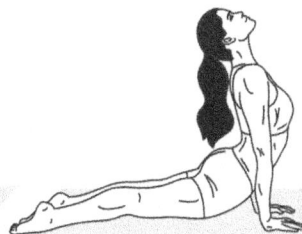

33 ВЫДЕРЖКА & ГРАЦИЯ

Как следует из названия, эта тренировка поможет вам развить уверенность, выдержку и грацию с помощью упражнений на выносливость и ловкость, объединенных в одну схему. Поддерживайте стабильный темп во время прыжков, ускоряйтесь и выкладывайтесь на полную во время выполнения движения «пэйсэ степс» и следите за своей техникой во время удержания в приседе, поворотов корпуса и подъемов ног в сторону. Сначала сделайте половину повторений с одной стороны, а затем — с другой.

Цель: Сжигание Жира

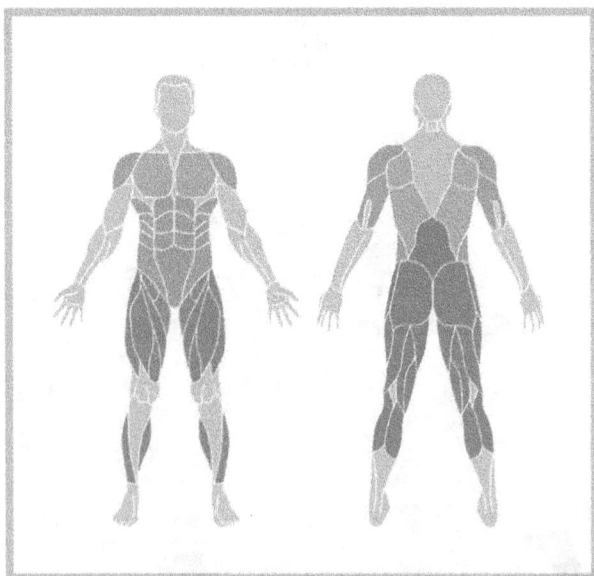

ВЫДЕРЖКА & ГРАЦИЯ

ТРЕНИРОВКА ОТ DAREBEE
© darebee.com

Уровень I 3 подхода
Уровень II 5 подходов
Уровень III 7 подходов

2 минуты отдых

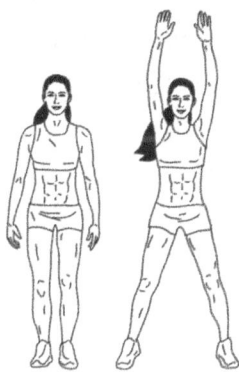

10 прыжков "ноги вместе, ноги врозь"

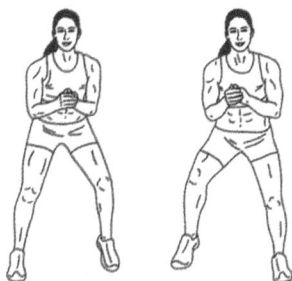

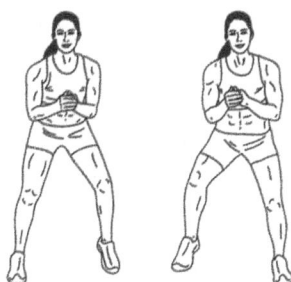

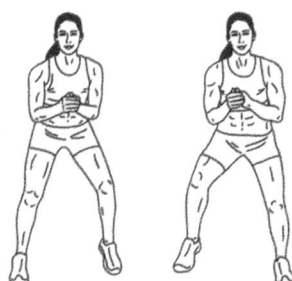

20 "пэйсэ стэпс"

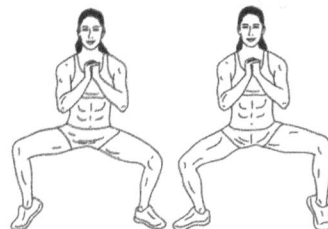

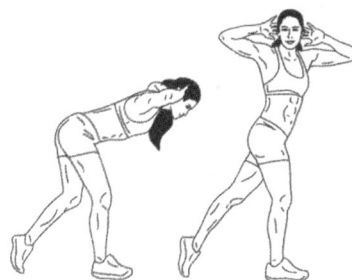

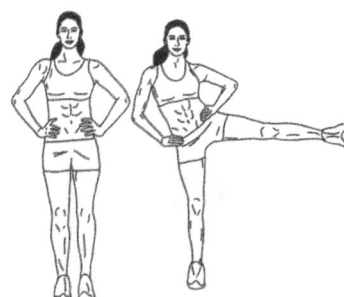

10 подъемов на носки в позе "сумо"

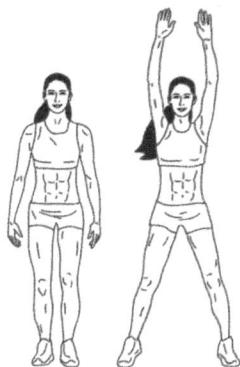

10 прыжков "ноги вместе, ноги врозь"

20 "пэйсэ стэпс"

10 скручиваний стоя

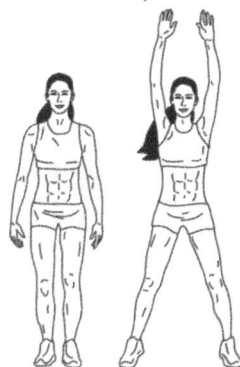

10 прыжков "ноги вместе, ноги врозь"

20 "пэйсэ стэпс"

10 подъемов ноги в сторону

"пэйсэ стэпс" - pacer steps, техника выполения представлена в видео-библиотеке и на youtube

34 ПЕРЕВАРИТЬ ВСЕ

Упражнения создают в организме такие физические нагрузки, которые вызывают адаптивные реакции, меняющие нас физически. Путь, через который происходит это изменение, требует гормональных сигналов, активирующих определенные клеточные механизмы. *Переварить Все* — это тренировка, которая помогает вашим кишечным бактериям сделать вас здоровее, сильнее и красивее.

Цель: Сжигание Жира

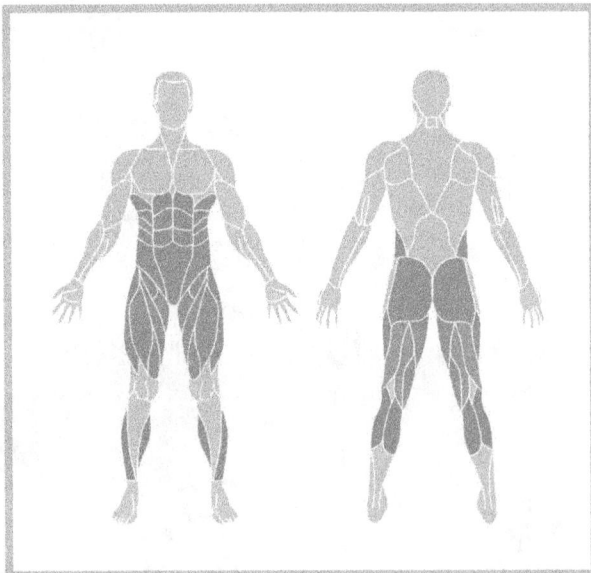

ПЕРЕВАРИТЬ ВСЕ

ТРЕНИРОВКА ОТ DAREBEE
© darebee.com
Уровень I 3 подхода
Уровень II 5 подходов
Уровень III 7 подходов
2 минуты отдых

10 высоких шагов
10 высоких подъемов колена

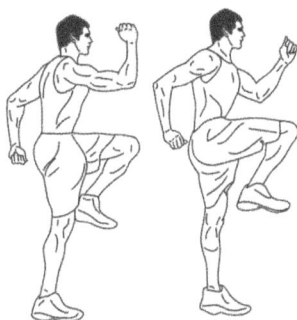

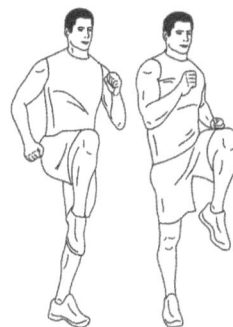

10 высоких шагов
10 "скалолазов"

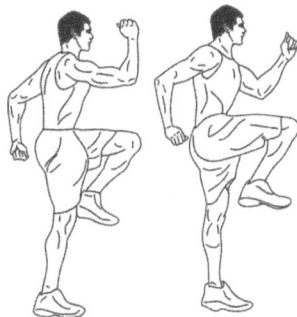

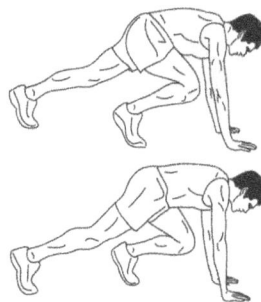

10 высоких шагов
10 движений "колено-к-локтю"

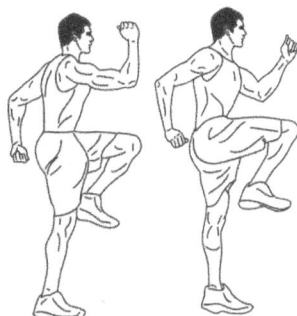

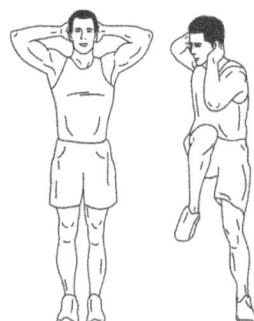

35 ПРИВЕТ, ПРЕСС!

Сильный пресс меняет производительность при любой физической активности. Мышцы пресса облегчают и сохраняют передачу силы от нижней части тела к верхней и наоборот. Они влияют на то, как мы сидим и ходим, на то, насколько быстро мы устаем и даже на то, насколько быстро мы можем двигаться. Сильный пресс требует почти ежедневных упражнений для развития и поддержания. *Привет, Пресс!* — это идеальная тренировка для ежедневных упражнений на пресс. Вы будете приятно удивлены результатами.

Цель: Пресс

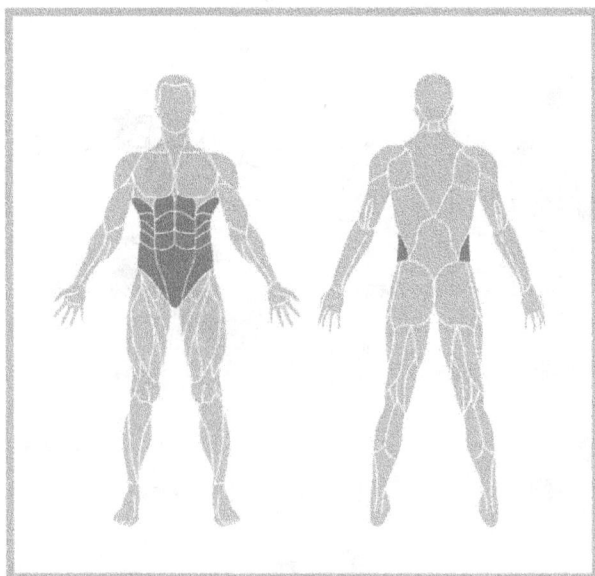

Привет, пресс!

ТРЕНИРОВКА ОТ DAREBEE © darebee.com

УРОВЕНЬ I 3 подхода **УРОВЕНЬ II** 4 подхода **УРОВЕНЬ III** 5 подходов **ОТДЫХ** до 2 мин

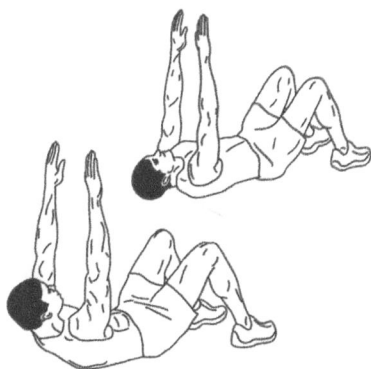

10 скручиваний
с поднятыми руками

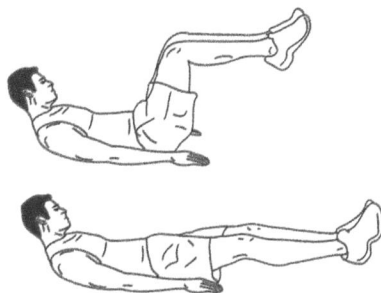

10 рывков ногами

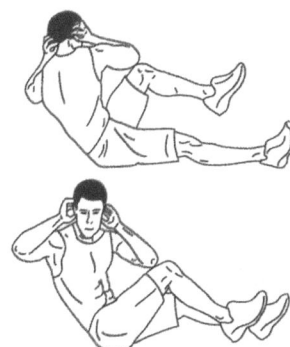

10 скручиваний
"колено-к-локтю"

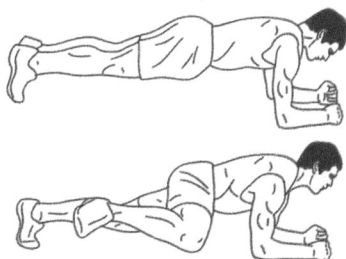

10 отведений колена
в планке на локтях

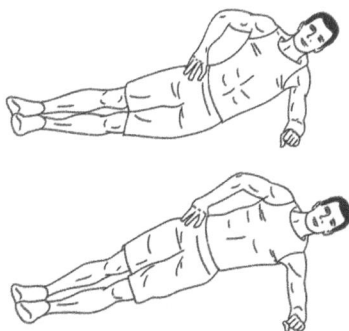

10 боковых мостиков

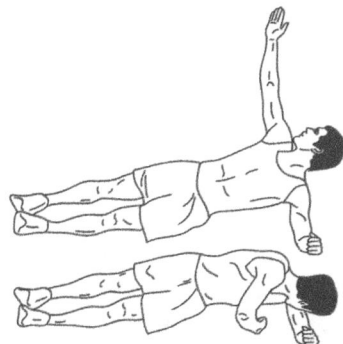

10 поворотов в планке

36   САМ СЕБЕ ГЕРОЙ

Будьте собственным героем — напишите свою историю! Тренировка *Сам Себе Герой* поможет вам почувствовать себя сильнее, увереннее и лучше контролировать свое тело и свою жизнь. При выполнении выпадов опускайте колено практически до пола и напрягайте пресс при выполнении высоких подъемов колена.

Цель: Сжигание Жира

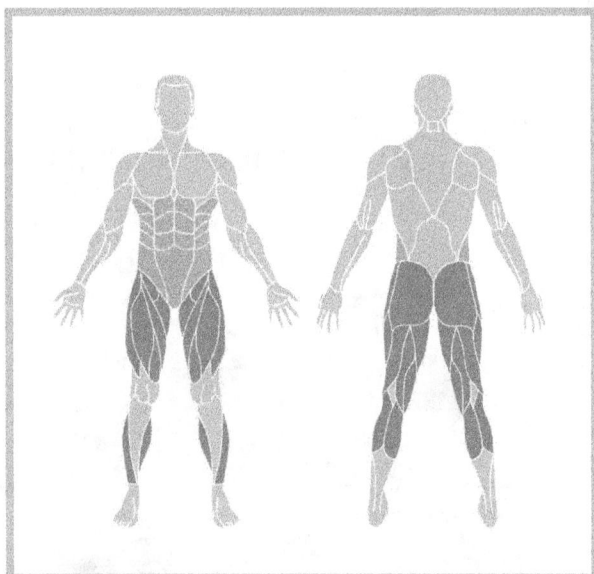

САМ СЕБЕ ГЕРОЙ

ТРЕНИРОВКА ОТ DAREBEE
© darebee.com
Повторить всего 5 раз
до 2 минут отдыха
между повторами

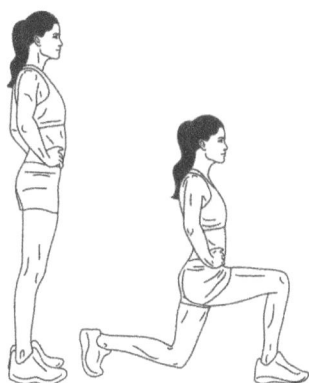

12 выпадов

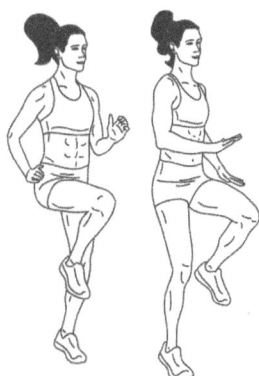

20 высоких подъемов колена

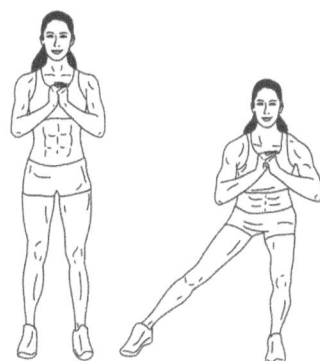

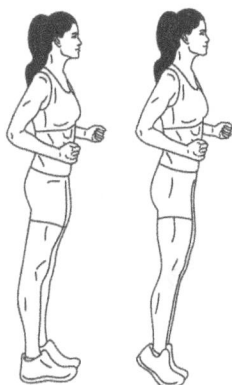

12 боковых выпадов

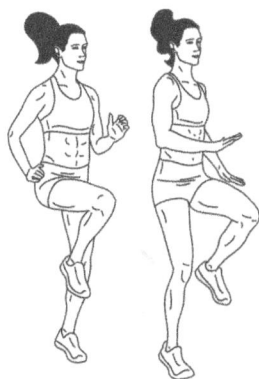

20 высоких подъемов колена

12 подъемов на носки

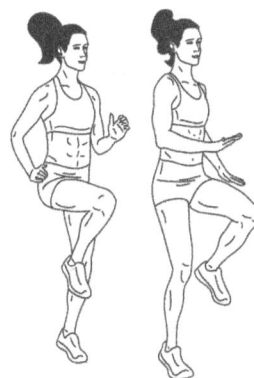

20 высоких подъемов колена

37 ОТ БЕДРА!

Область таза соединяет нижнюю часть тела с верхней и, как таковая, является ключом как к передаче движения, так и к передаче энергии от мышц нижней части тела к верхним (и наоборот). Это именно то, для чего предназначена тренировка *От Бедра!*

Цель: Сила & Тонус

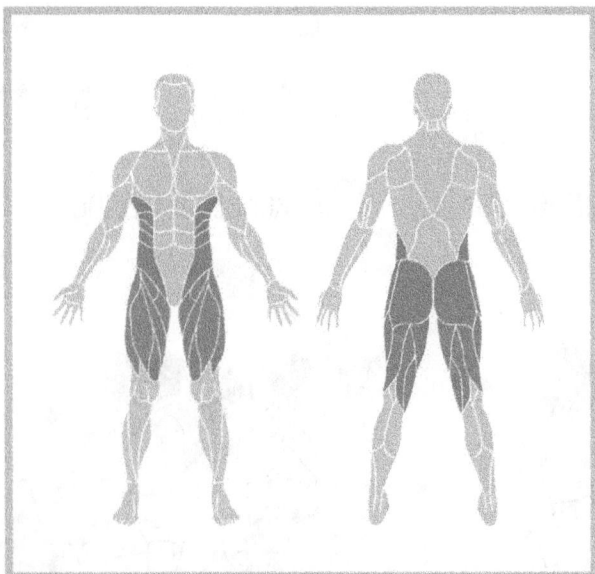

ОТ БЕДРА!

ТРЕНИРОВКА ОТ DAREBEE © darebee.com

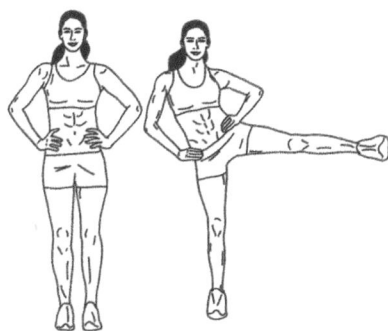

20 подъемов ноги
x 4 подхода всего
20 секунд отдыха
между подходами

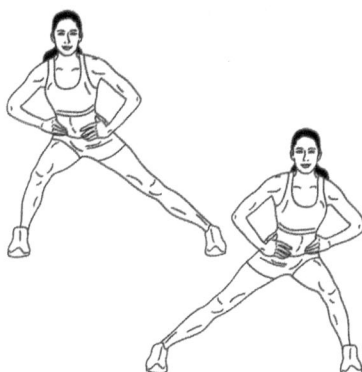

10 выпадов
x 4 подхода всего
20 секунд отдыха
между подходами

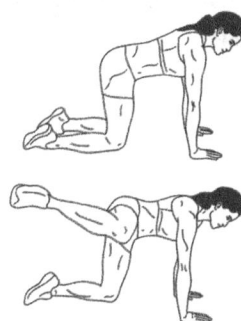

20 отведений ноги
x 4 подхода всего
20 секунд отдыха
между подходами

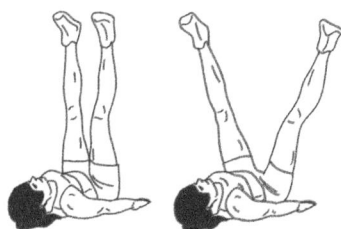

20 движений ногами
x 4 подхода всего
20 секунд отдыха
между подходами

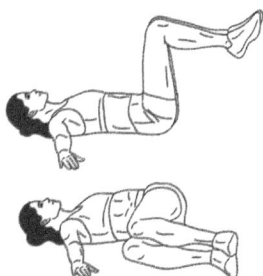

10 поворотов ног
x 4 подхода всего
20 секунд отдыха
между подходами

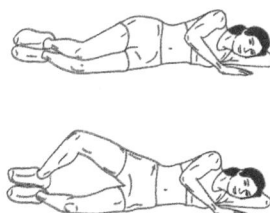

20 "ракушек"
x 4 подхода всего
20 секунд отдыха
между подходами

38 ЦЕЛОСТНЫЙ ПОДХОД

В этой комплексной тренировке используется небольшой набор упражнений, но каждое из них использует большое количество групп мышц и сопутствующих групп мышц-сателлитов, чтобы воздействовать на все тело полностью. Если вы ищете тренировку, которая поможет вам почувствовать себя сильным, способным и крутым, тогда эта тренировка должна быть в вашем списке.

Цель: Сила & Тонус

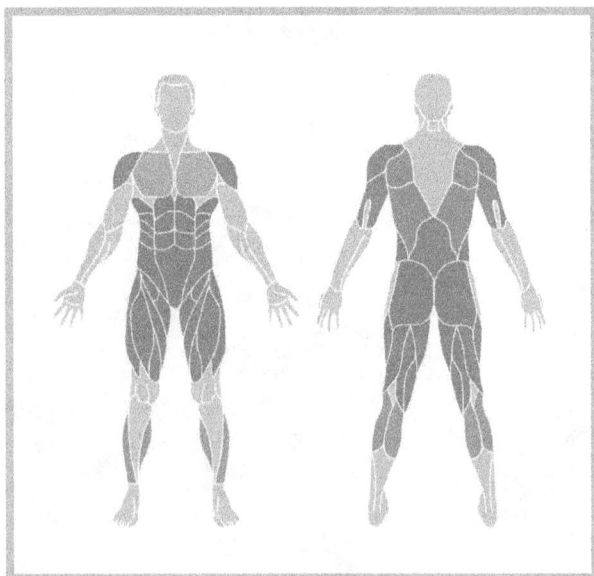

ЦЕЛОСТНЫЙ
ПОДХОД

ТРЕНИРОВКА ОТ DAREBEE © darebee.com

5 подходов | 2 минуты отдыха между подходами

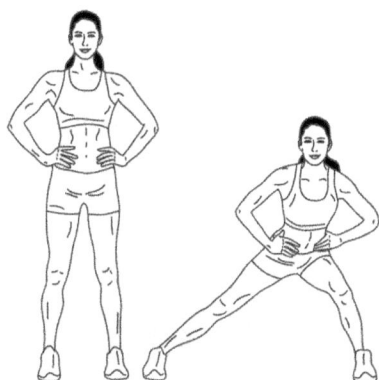

20 выпадов

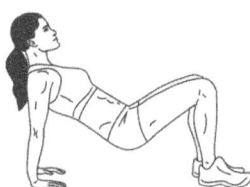

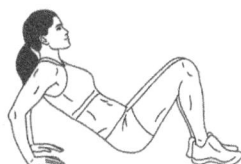

10 обратных отжиманий

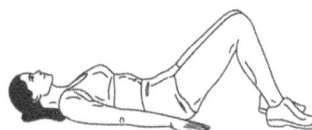

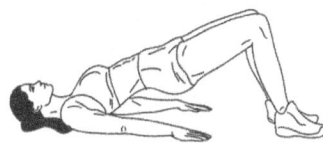

20 мостиков

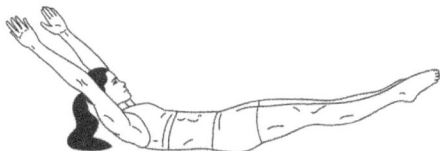

считая до 20 "лодочка"

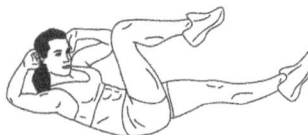

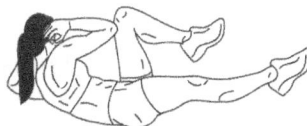

10 скручиваний "колено-к-локтю"

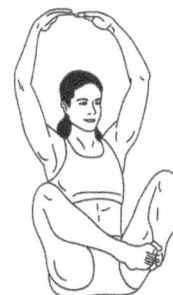

считая до 20 удержание в "O-позе"

39 ПРЕСС СОБСТВЕННОГО ИЗГОТОВЛЕНИЯ

Прессу нужна постоянная работа, чтобы он был сильным, гибким и четко очерченным. Тренировка *Пресс Собственного Изготовления* помогает поддерживать пресс в отличной форме, воздействуя на четыре основные группы мышц.

Цель: Пресс

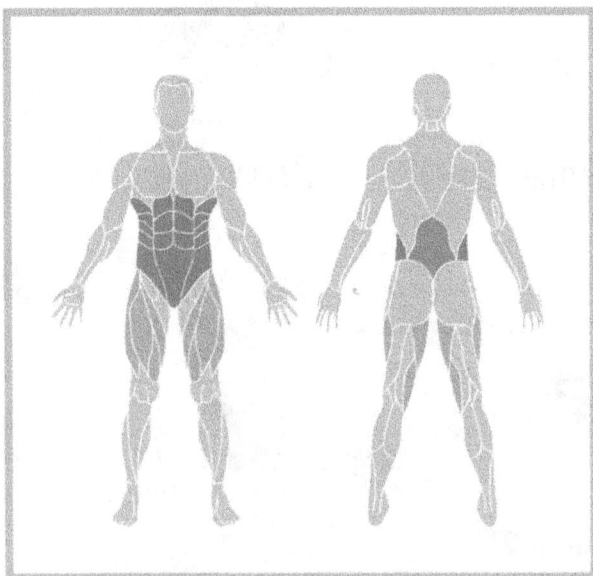

ПРЕСС
собственного изготовления

ТРЕНИРОВКА ОТ DAREBEE © darebee.com

УРОВЕНЬ I 3 подхода **УРОВЕНЬ II** 4 подхода **УРОВЕНЬ III** 5 подходов **ОТДЫХ** до 2 мин

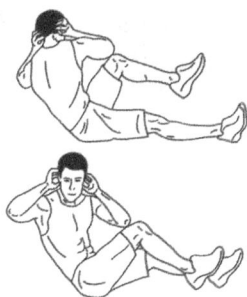

4 скручивания
"колено-к-локтю"

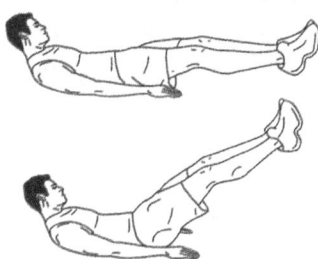

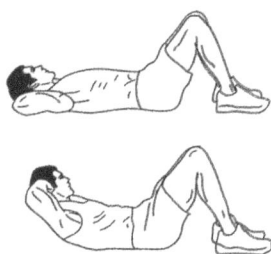

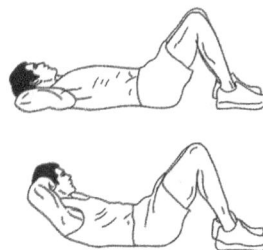

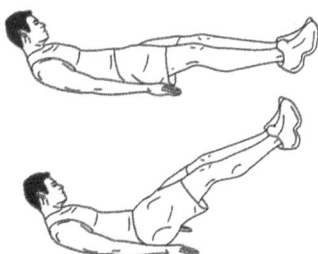

10 подъемов ног

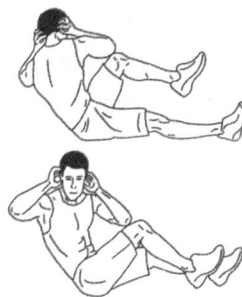

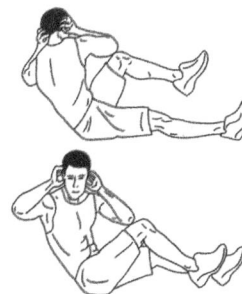

4 скручивания
"колено-к-локтю"

10 скручиваний

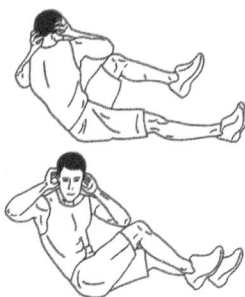

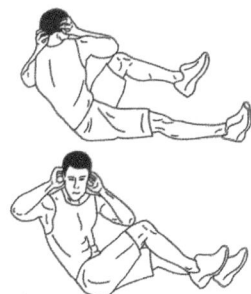

4 скручивания
"колено-к-локтю"

10 скручиваний

4 скручивания
"колено-к-локтю"

10 подъемов ног

4 скручивания
"колено-к-локтю"

40 ГЕРОЙ СОБСТВЕННОГО ИЗГОТОВЛЕНИЯ

Здесь вы отдыхаете, тренируя мышцы кора, а это означает, что во время более активной части этой ВИИТ-тренировки вам действительно нужно повысить интенсивность и получить максимальное количество повторений, даже если это означает снижение качества выполнения. Преимущества — более сильные, стройные мышцы и аэробная система, которая позволит вам успевать на автобус каждый раз, когда вы бежите за ним.

Цель: Сжигание Жира

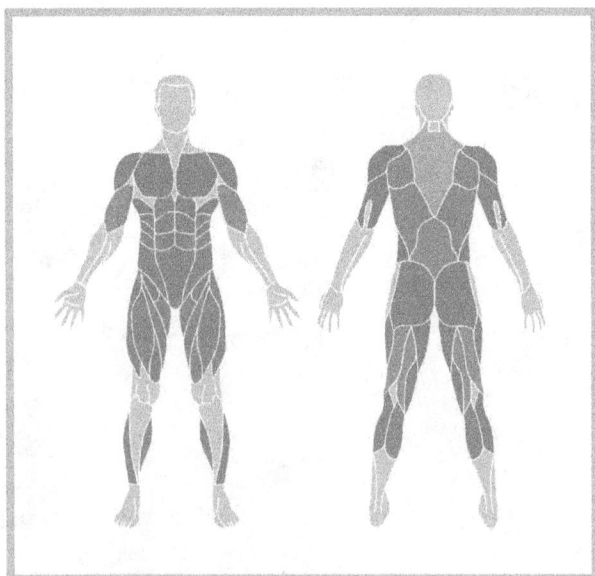

ГЕРОЙ
СОБСТВЕННОГО ИЗГОТОВЛЕНИЯ

DAREBEE ВИИТ ТРЕНИРОВКА
© darebee.com

Уровень I 3 подхода
Уровень II 5 подходов
Уровень III 7 подходов
2 минуты отдых

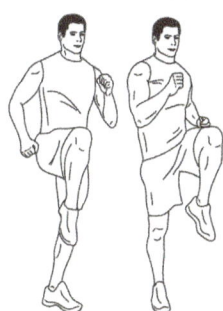

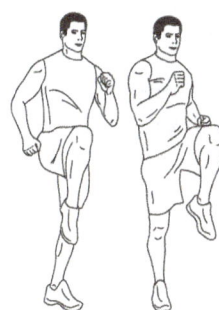

20сек высокие подъемы колена

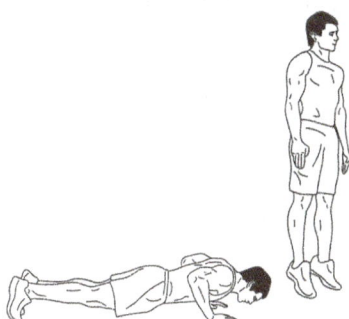

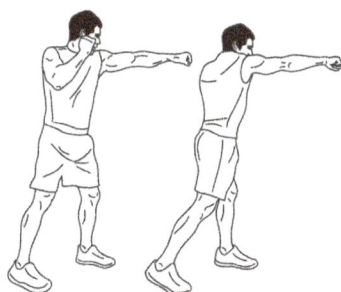

20сек берпи

20сек высокие подъемы колена

20сек прямые удары

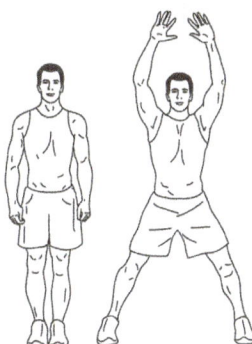

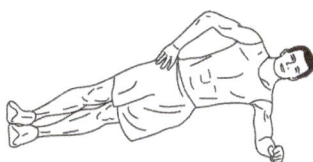

20сек прыжки "ноги вместе, "ноги врозь"

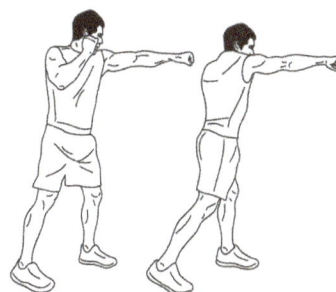

20сек прямые удары

20сек боковая планка (правая)

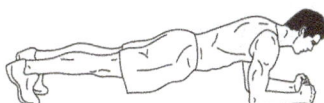

20сек планка на локтях

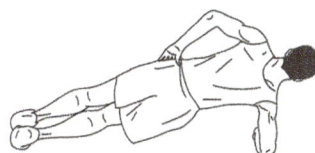

20сек боковая планка (левая)

41 ИЗО ВСЕХ СИЛ

Когда дело доходит до ВИИТ, скорость и количество повторений важны, потому что они помогают поддерживать интенсивность, и именно интенсивность дает результаты. Итак, для тренировки *Изо Всех Сил*, как и для всех интервальных тренировок с высокой интенсивностью, вы должны начать очень активно, улучшить результаты после одного или двух подходов, а затем поддерживать интенсивность, считая повторения в каждом упражнении. Таким образом, вы действительно подойдете к границам ваших возможностей и заставите ваше тело улучшаться.

Цель: Сжигание Жира

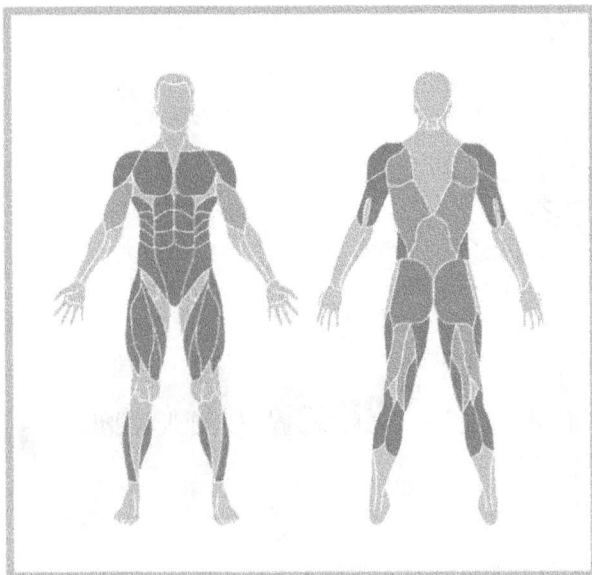

ИЗО ВСЕХ СИЛ

DAREBEE ВИИТ ТРЕНИРОВКА © darebee.com

УРОВЕНЬ I 3 подхода **УРОВЕНЬ II** 5 подходов **УРОВЕНЬ III** 7 подходов | 2 мин отдых

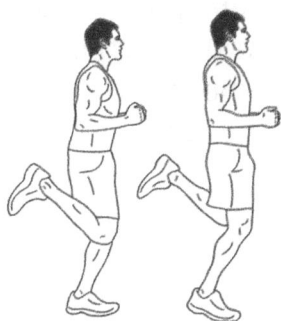

20сек захлесты голени назад

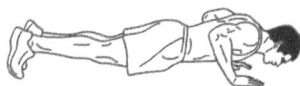

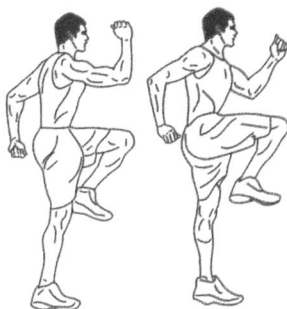

20сек низкая планка

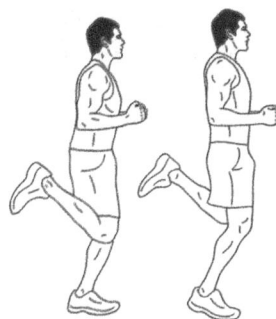

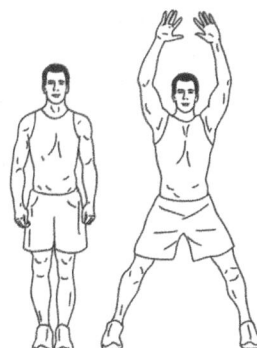

20сек захлесты голени назад

20сек высокие шаги

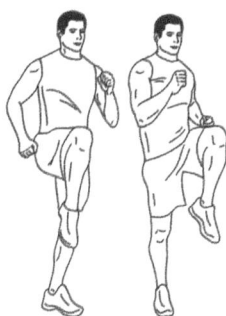

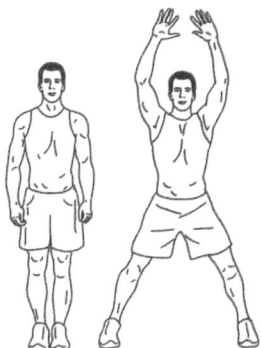

20сек высокие подъемы колена

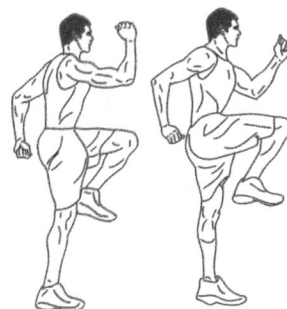

20сек высокие шаги

20сек "прыжки "ноги вместе, ноги врозь"

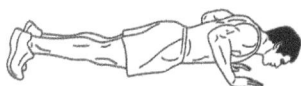

20сек низкая планка

20сек "прыжки "ноги вместе, ноги врозь"

42 ИНКВИЗИТОР

Некоторые тренировки должны сопровождаться предупреждением. *Инквизитор* предъявляет довольно высокие требования к способности тела задействовать и затем координировать большие группы мышц, фасциальную силу, сухожилия и сателлитные группы мышц для выработки контролируемой силы. В результате получилась тренировка, определенно не для новичков, но она несомненно должна быть в вашем списке на перспективу.

Цель: Сжигание Жира

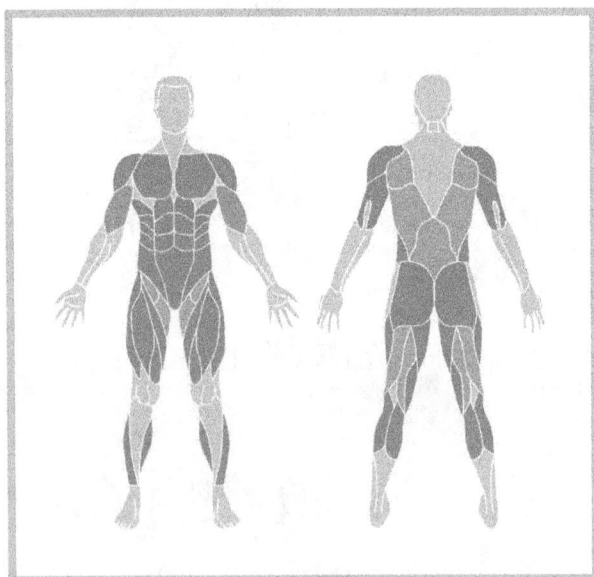

ИНКВИЗИТОР

TРЕНИРОВКА ОТ DAREBEE © darebee.com

УРОВЕНЬ I 3 подхода **УРОВЕНЬ II** 5 подходов **УРОВЕНЬ III** 7 подходов **ОТДЫХ** до 2 мин

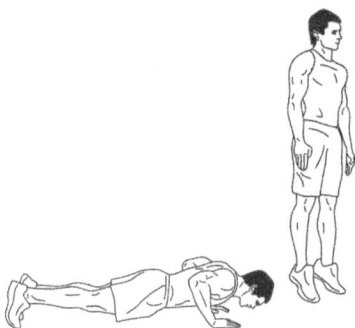

10 берпи

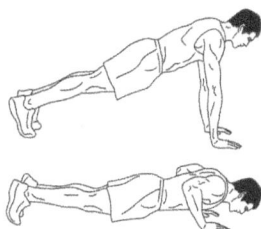

10 отжиманий

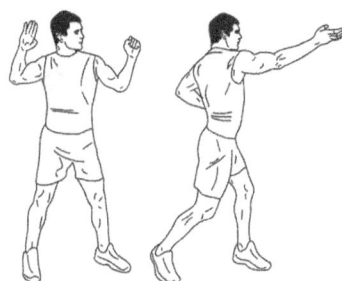

20 движений
"метание ножа"

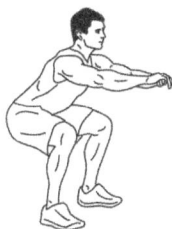

считая до 10 удержание
в приседе

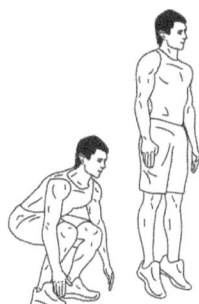

10 приседаний с прыжком

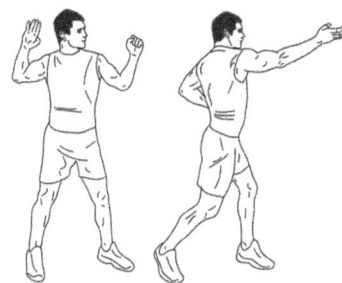

20 движений
"метание ножа"

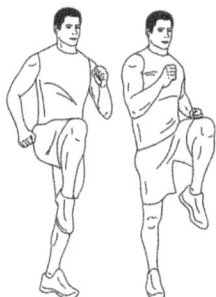

10 высоких подъемов
колена

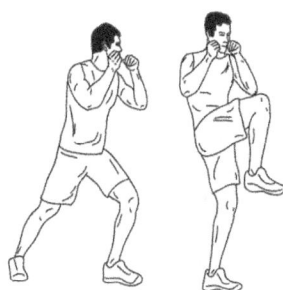

10 ударов коленом

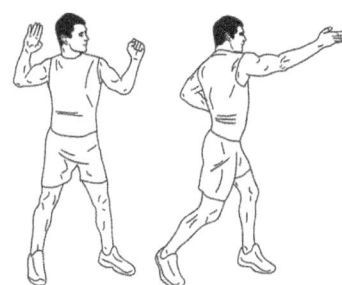

20 движений
"метание ножа"

43   В ОГНЕ

Сочетающая несколько приемов борьбы с гравитацией и боевые приемы, *В Огне* — это тренировка, призванная испытать силу, выносливость и координацию. Это тренировка уровня сложности IV, что означает, что она не совсем подходит для тех, кто плохо знаком с фитнесом или для тех, кто возвращается после длительного перерыва, но она определенно должна быть на вашем списке тренировок на будущее.

Цель: Сжигание Жира

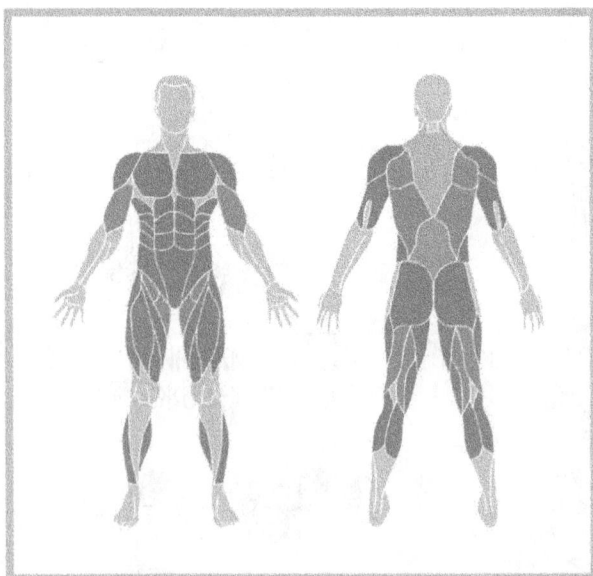

В ОГНЕ

DAREBEE ВИИТ ТРЕНИРОВКА © darebee.com

Уровень I 3 подхода **Уровень II** 5 подходов **Уровень III** 7 подходов | 2 мин отдых

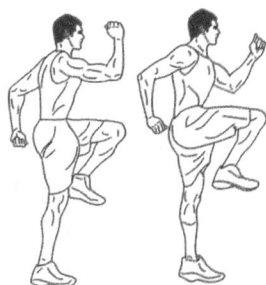

30сек высокие шаги

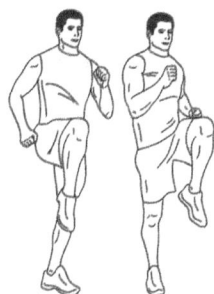

15сек высокие подъемы колена

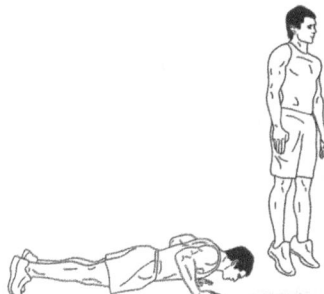

15сек берпи

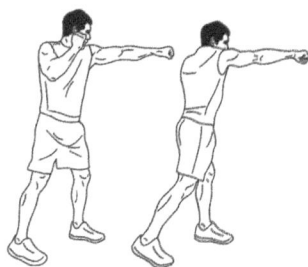

30сек прямые удары

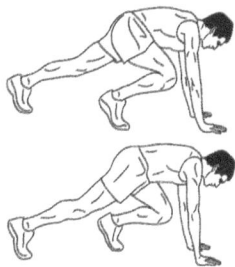

15сек "скалолазы"

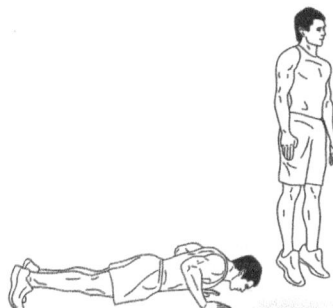

15сек берпи

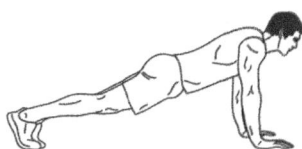

30сек планка

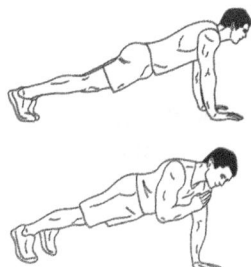

15сек касания плеча

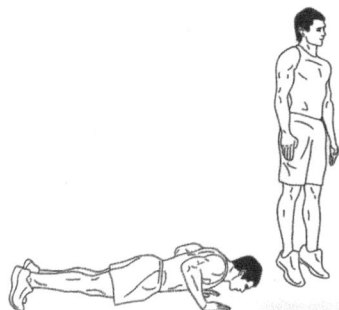

15сек берпи

44 ЛЕДИ-РЫЦАРЬ

Пробудите вашего внутреннего воина с помощью тренировки *Леди-Рыцарь*. Делайте все упражнения медленно и сосредоточьтесь на технике: при выполнении выпадов убедитесь, что ваше колено почти касается пола.

Цель: Сила & Тонус

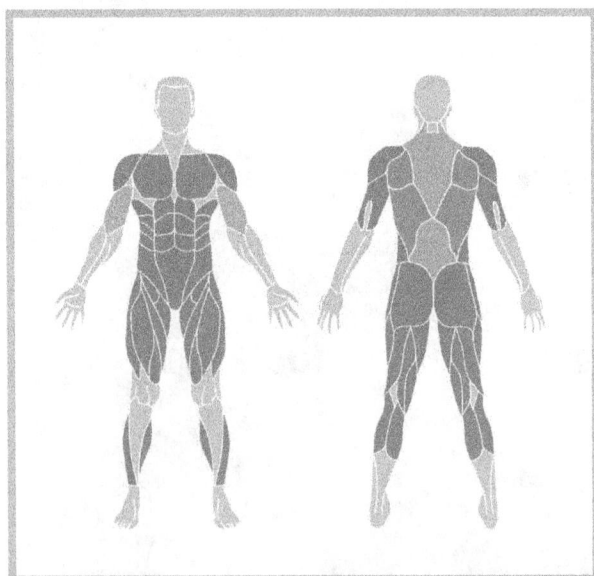

ЛЕДИ-РЫЦАРЬ

ТРЕНИРОВКА ОТ DAREBEE © darebee.com

Уровень I 3 подхода **Уровень II** 5 подходов **Уровень III** 7 подходов | 2 мин отдых

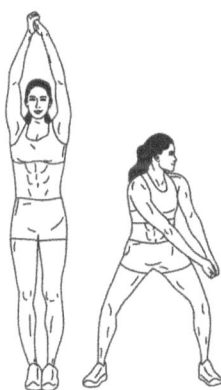

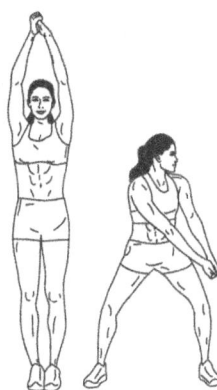

20 "дровосеков"

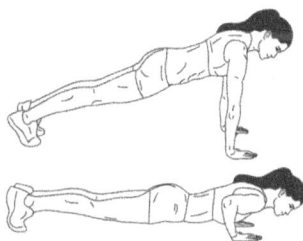

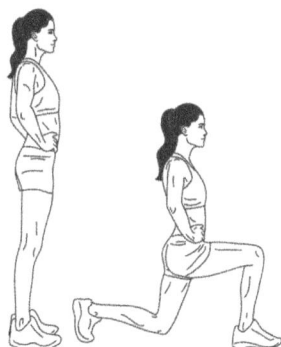

6 отжиманий

20 "дровосеков"

6 выпадов

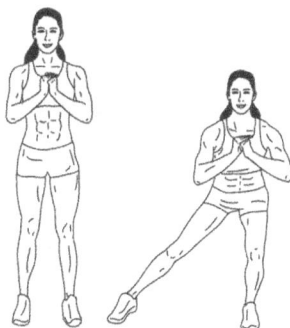

6 выпадов в сторону

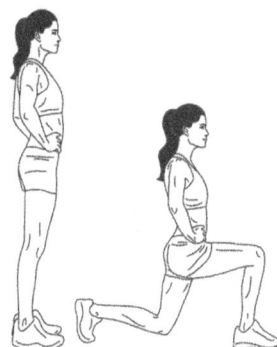

6 выпадов

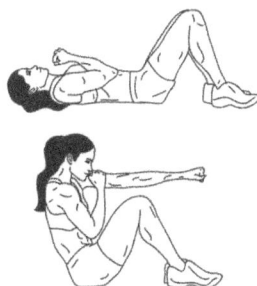

6 подъемов корпуса
с прямыми ударами

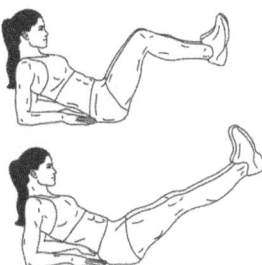

6 рывков ногами

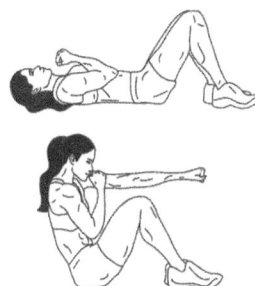

6 подъемов корпуса
с прямыми ударами

45 УМНЫЙ & КРАСИВЫЙ

Чтобы похудеть, вам нужно несколько вещей, и в том числе — тренировка с интенсивным жиросжиганием, которая проработает большие группы мышц, заставит вас поглощать большое количество кислорода и быстро выведет вас в зону пота. Тренировка *Умный & Красивый* сочетает в себе все это. Теперь вам просто нужно ее сделать.

Рекомендация: следите за техникой выполнения упражнений.

Цель: Сжигание Жира

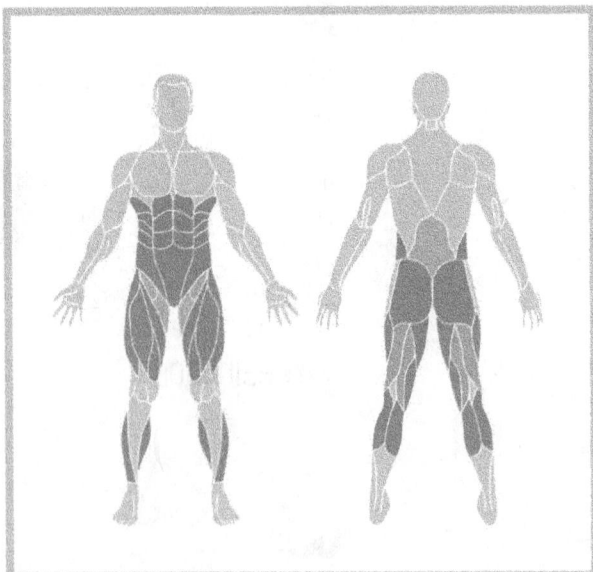

УМНЫЙ&
КРАСИВЫЙ

ТРЕНИРОВКА ОТ DAREBEE © darebee.com

УРОВЕНЬ I 3 подхода **УРОВЕНЬ II** 5 подходов **УРОВЕНЬ III** 7 подходов **ОТДЫХ** до 2 мин

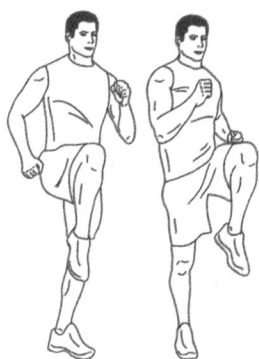

20 высоких подъемов колена

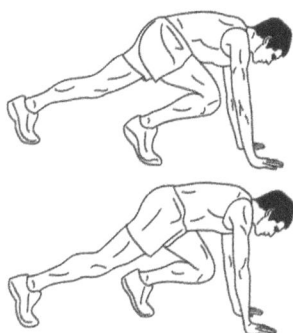

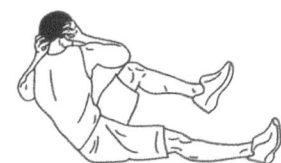

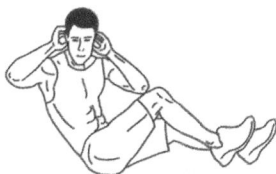

20 "скалолазов"

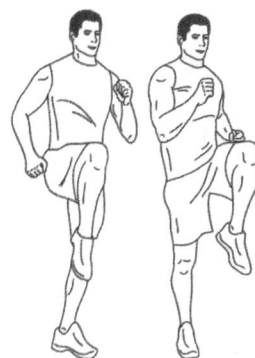

20 высоких подъемов колена

10 скручиваний "колено-к-локтю"

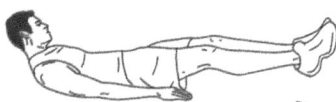

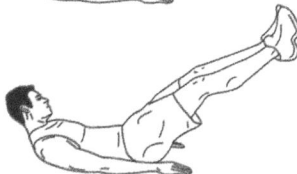

10 подъемов ног

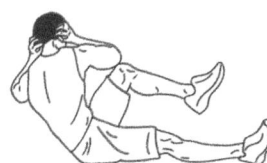

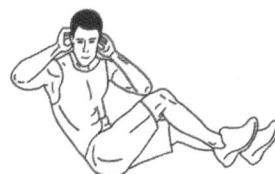

10 скручиваний "колено-к-локтю"

ЖИТЬ ДОЛГО

Теперь мы знаем, что упражнения — ключ к более долгой и здоровой жизни. Чтобы жить долго и, мы надеемся, процветать, добавьте в свой дневной распорядок минимум 15 минут кардиотренировок. Все это учитывается, и в конечном итоге имеет большое значение для того, как вы выглядите и как вы себя чувствуете. Проходите круг как можно быстрее, отдышитесь и пройдите его снова.

Цель: Сила & Тонус

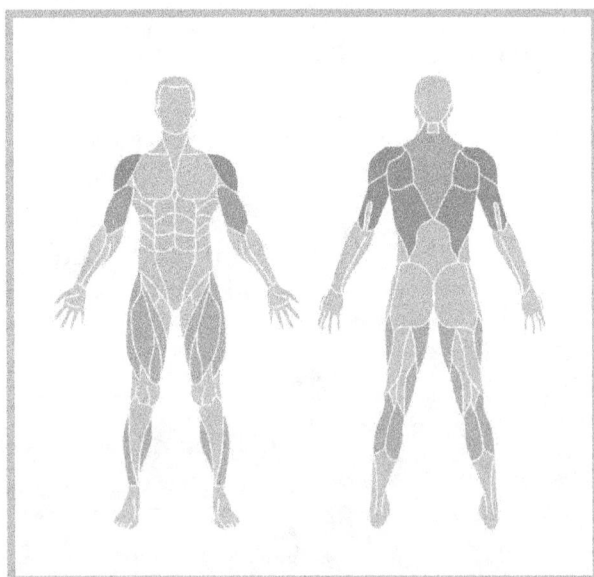

ЖИТЬ ДОЛГО

ТРЕНИРОВКА ОТ DAREBEE
© darebee.com
Уровень I 3 подхода
Уровень II 5 подходов
Уровень III 7 подходов
2 минуты отдых

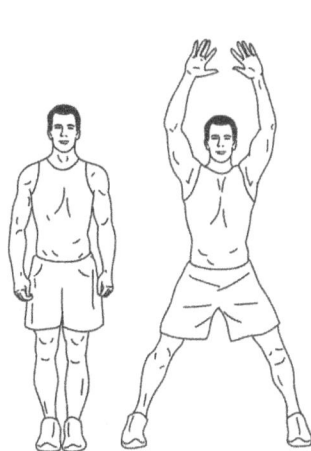

10 прыжков "ноги вместе, ноги врозь"

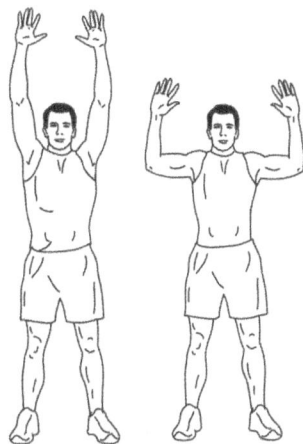

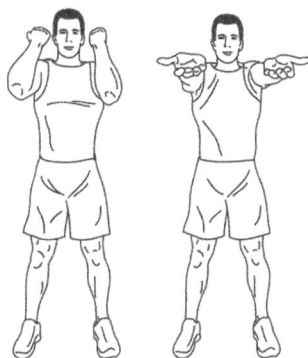

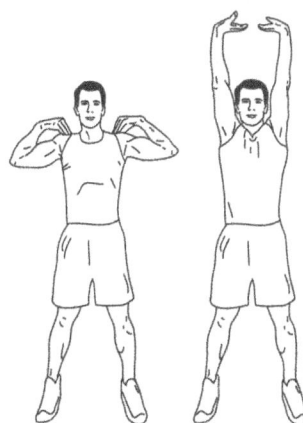

20 подъемов рук

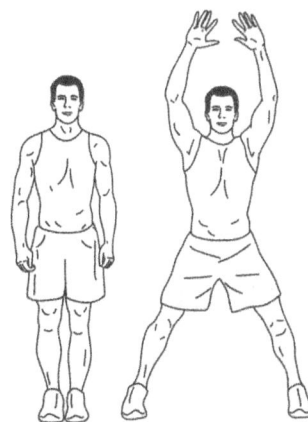

10 прыжков "ноги вместе, ноги врозь"

20 растяжек на бицепс

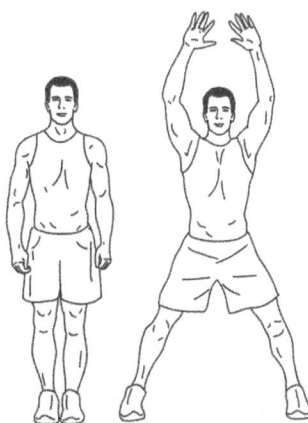

10 прыжков "ноги вместе, ноги врозь"

20 касаний плеча

47 ЗАРАБОТАЙ СВОЙ ОБЕД

Заработай Свой Обед — это быстрая, но интенсивная тренировка, которую вы можете выполнять буквально перед обедом (или во время обеденного перерыва). Преимущества? Вам понадобится всего 10 минут (включая перерывы!). Это гарантированно заставит вас отработать ваш ланч. Вы можете двигаться в своем собственном темпе, но, если можете и окружающая среда позволяет это — не торопитесь!

Цель: Сжигание Жира

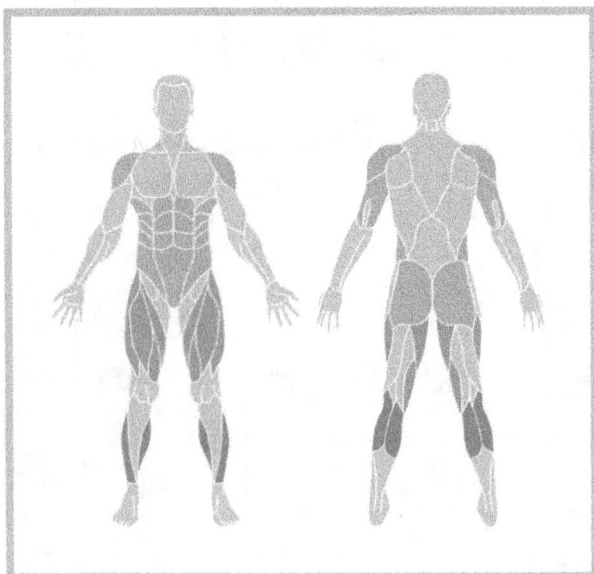

ЗАРАБОТАЙ СВОЙ ОБЕД
ТРЕНИРОВКА

ОТ DAREBEE © darebee.com

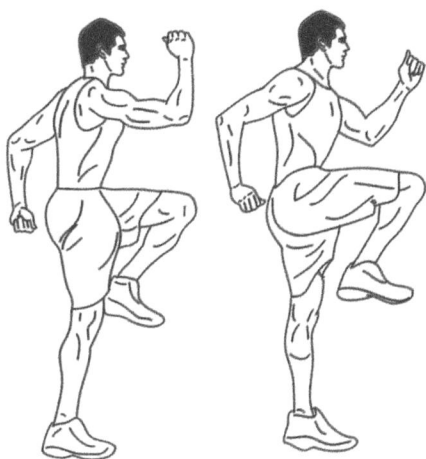

1 минута высокие шаги (разминка)

1 минута высокие подъемы колена

1 минута отдых

1 минута высокие подъемы колена

1 минута отдых

1 минута высокие подъемы колена

1 минута отдых

1 минута высокие подъемы колена

1 минута отдых

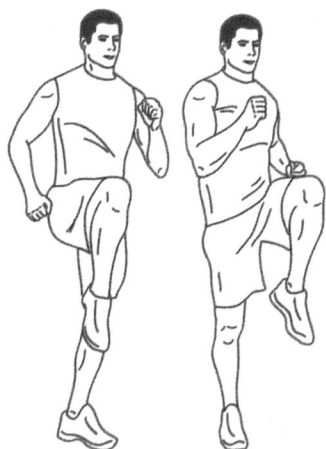

1 минута высокие подъемы колена

финиш

48 ДАВАЙ, ПОРАДУЙ МЕНЯ!

Если вы хотите двигаться быстро, быстро менять направление, сражаться с невероятной эффективностью, тогда вам нужно либо переместиться на планету с более низкой гравитацией, либо уменьшить массу своего тела, просто сделав себя легче. В тренировке *Давай, Порадуй Меня!* используются последовательные упражнения, заставляя ваш вес противостоять силе тяжести. Эта тренировка не подходит для новичков. Опять же, если вы дочитали до этого места, скорее всего, вы — не новички.

Цель: Сжигание Жира

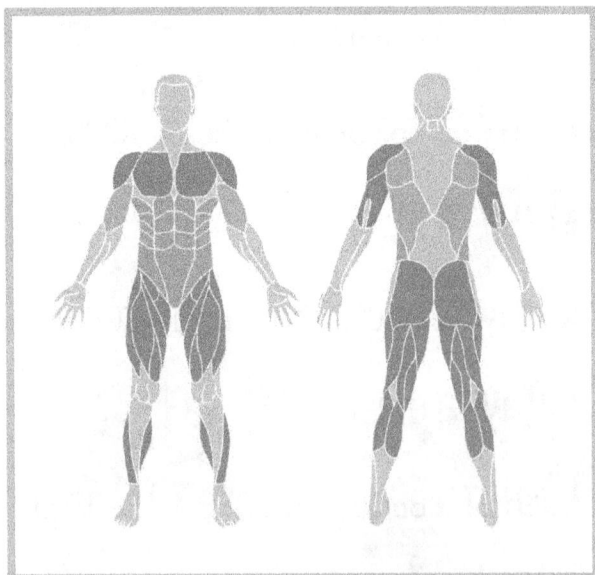

ДАВАЙ, ПОРАДУЙ МЕНЯ!

ТРЕНИРОВКА ОТ DAREBEE
© darebee.com

УРОВЕНЬ I 3 подхода
УРОВЕНЬ II 5 подходов
УРОВЕНЬ III 7 подходов

отдых до 2 минут

между подходами

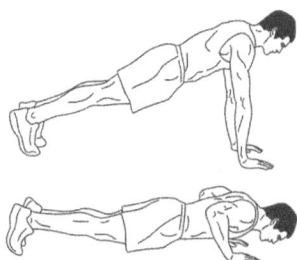

2 отжимания

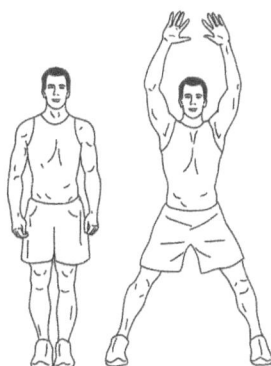

10 прыжков "ноги вместе, ноги врозь"

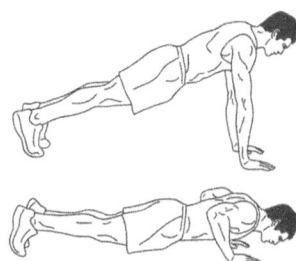

2 отжимания

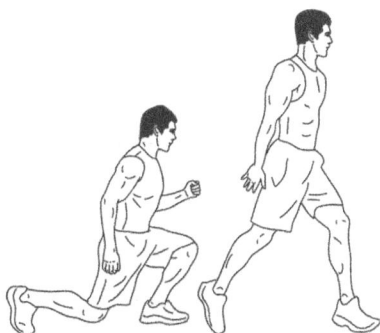

10 выпадов с прыжком

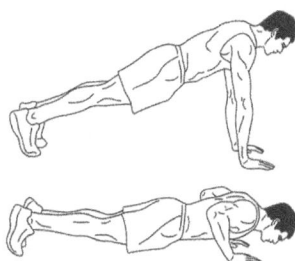

2 отжимания

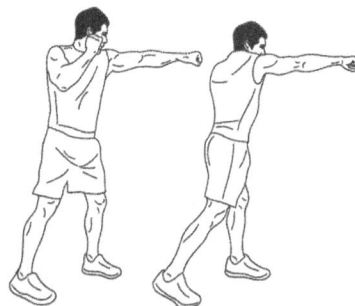

10 прямых ударов

НА ПРЕСС

Мышцы живота любят, чтобы их тренировали часто и на доступном уровне. *На Пресс* — это всего лишь тренировка уровня сложности II, но добавьте ее к упражнениям, которые вы выполняете, когда не заняты исследованиями пределов ваших физических возможностей и вы почувствуете, как это повлияет на ваш пресс и силу кора.

Цель: Пресс

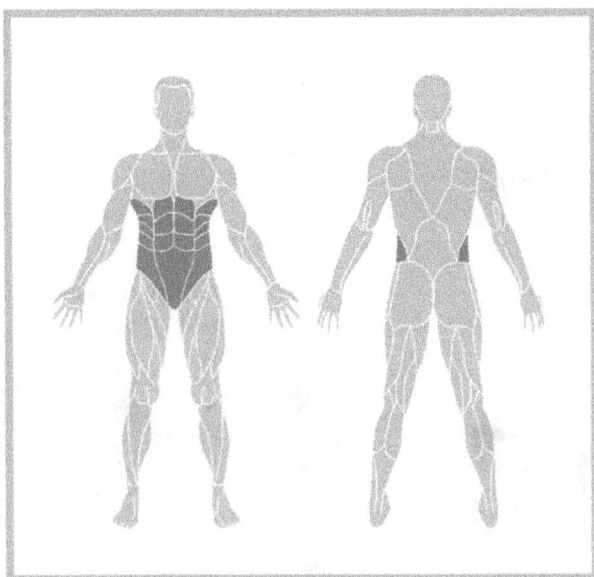

НА ПРЕСС

ТРЕНИРОВКА ОТ DAREBEE © darebee.com

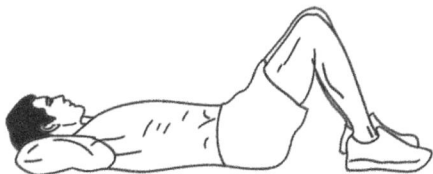

20 скручиваний

10 подъемов ног

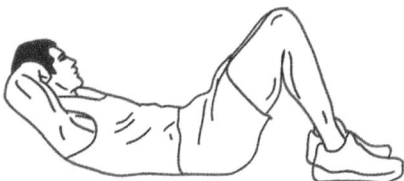

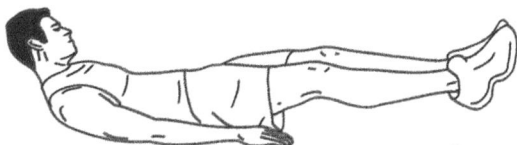

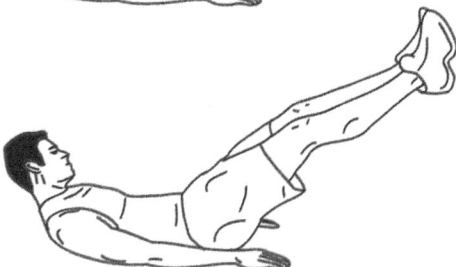

20 скручиваний

10 подъемов ног

20 скручиваний

10 подъемов ног

20 скручиваний

10 подъемов ног

20 скручиваний

10 подъемов ног

финиш

50 ОТРЫВ

Ползайте, прыгайте и пинайтесь, как будто вы освободились из 500-летнего заточения под горой. Освободите свое тело и мышцы и вернитесь к активным действиям. Попробуйте перейти от скалолазов к бёрпи и обратно к скалолазам сразу, без пауз.

Цель: Боевые Искусства

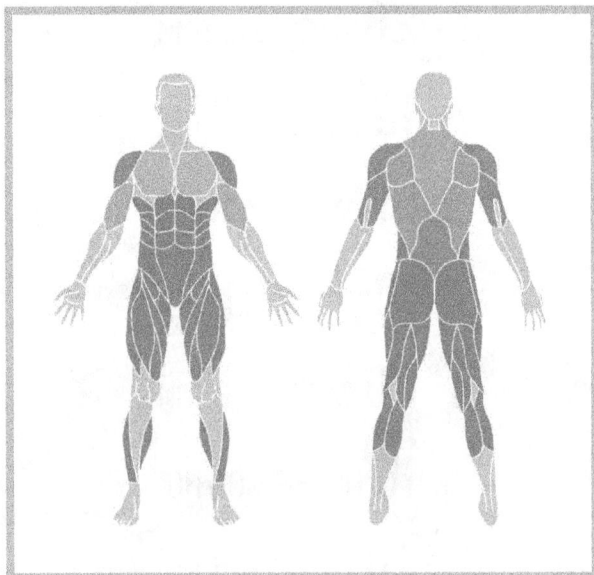

ОТРЫВ

ТРЕНИРОВКА ОТ DAREBEE © darebee.com

УРОВЕНЬ I 3 подхода **УРОВЕНЬ II** 5 подходов **УРОВЕНЬ III** 7 подходов **ОТДЫХ** до 2 мин

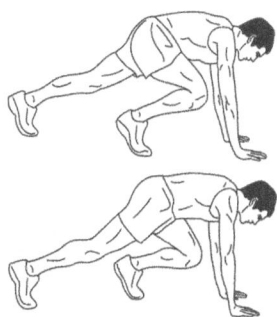

10 "скалолазов"

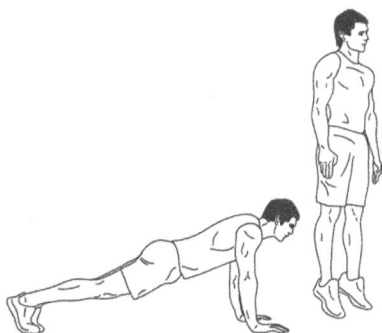

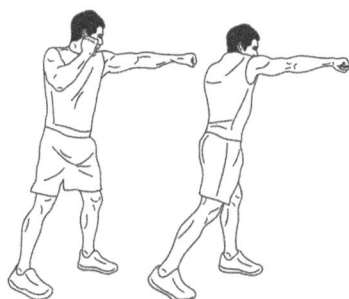

10 базовых берпи

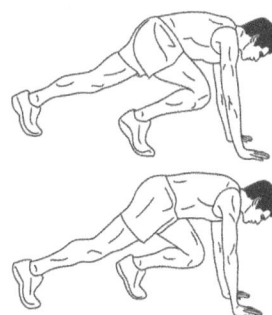

10 "скалолазов"

20 прямых ударов

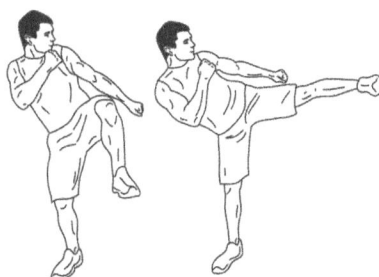

20 боковых ударов

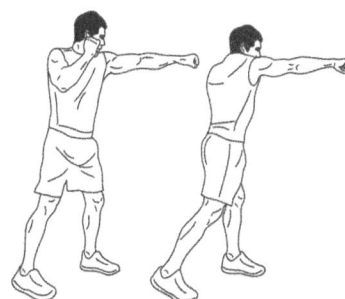

20 прямых ударов

51 МОНСТР ВНУТРИ

Монстр Внутри — это силовая тренировка, которая использует комплекс упражнений, предназначенных для работы практически со всеми мышцами тела, кроме спины. Если вам нужна тренировка, которая поможет вам упрочить физическую силу и создать основу для дальнейшего прогресса, то это — идеальный выбор.

Цель: Сила & Тонус

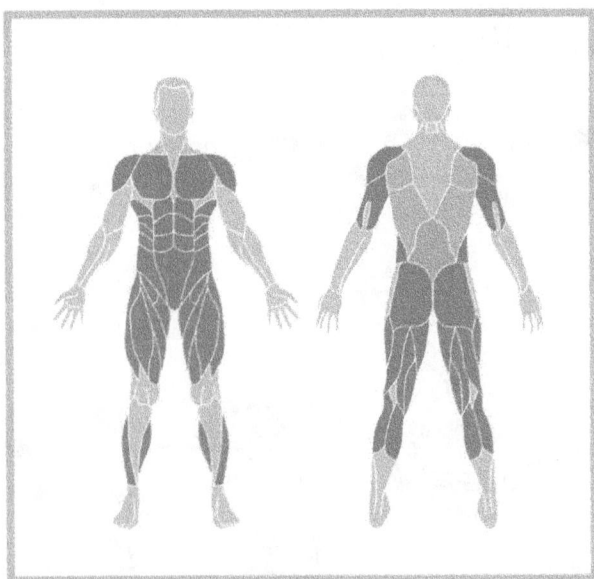

МОНСТР ВНУТРИ

ТРЕНИРОВКА ОТ DAREBEE © darebee.com

2 минуты отдыха между упражнениями

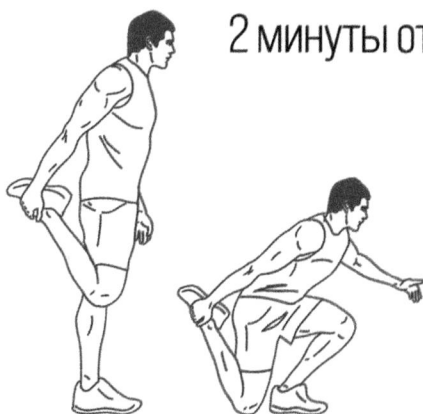

20 приседаний **x 3 подхода** всего
20 секунд отдыха между подходами

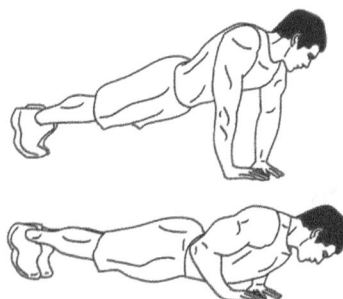

12 отжиманий с узкой постановкой рук
x 3 подхода всего | 20 секунд отдыха

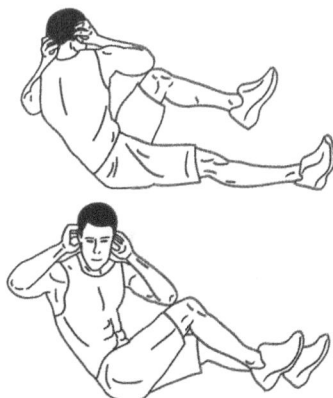

20 скручиваний "колено-к-локтю"
x 3 подхода всего | 20 секунд отдыха

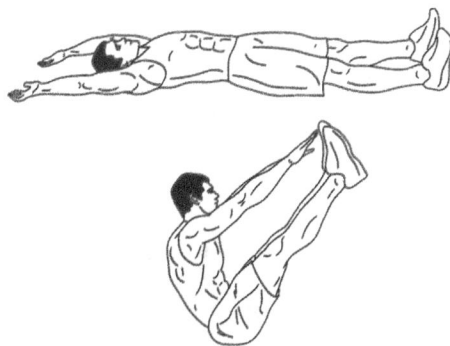

12 V- складка **x 3 подхода** всего
20 секунд отдыха между подходами

52 УТРЕННЯЯ РАСТЯЖКА

Растяжка помогает укрепить сухожилия и мышцы, увеличивает гибкость, может предотвратить травмы и фактически приводит к увеличению силы. *Утренняя Растяжка* — одна из тех «маленьких» процедур, которые помогут вам стать неудержимыми и оставаться такими.

Цель: Расслабление & Растяжка

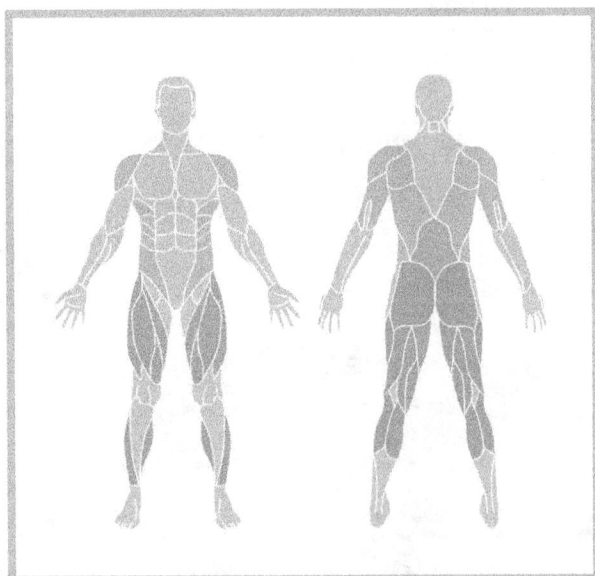

утренняя
растяжка

ОТ DAREBEE
© darebee.com
30 секунд каждое

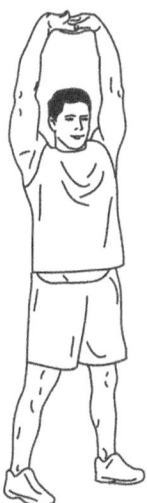

растяжка плеч #1

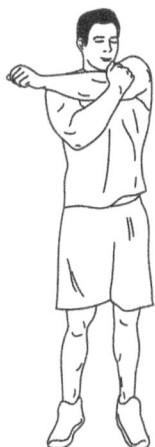

растяжка плеч #2

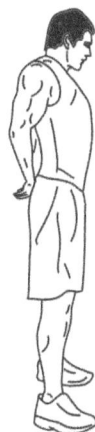

растяжка спины

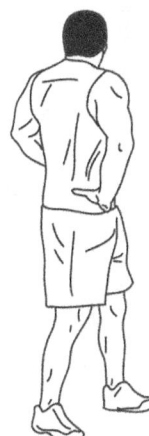

растяжка кора

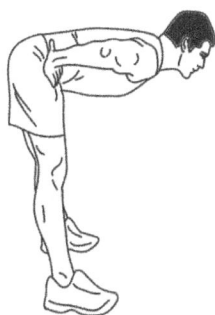

растяжка
подколенного
сухожилия

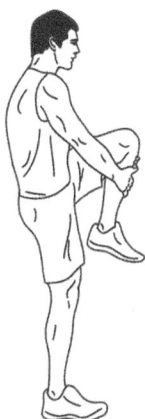

растяжка
ягодичной
мышцы

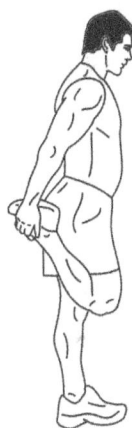

растяжка
четырехглавой
мышцы

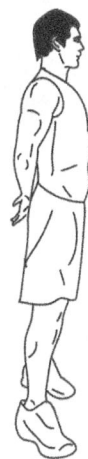

удержание
стойки
на носках

53 НИКС

Если вы готовы проверить емкость своих легких, скорость восстановления и выносливость, добро пожаловать на тренировку *Никс*! Многократные взрывные движения больших групп мышц — это гарантия израсходовать любое бортовое топливо, хранящееся в мышцах и кровотоке, и активировать цикл Кребса, чтобы получить удовлетворительное жжение в мышцах. Это тренировка уровня сложности V, что означает, что она не совсем подходит для начинающих. Но это определенно та тренировка, которую вы когда-нибудь захотите сделать.

Цель: Сжигание Жира

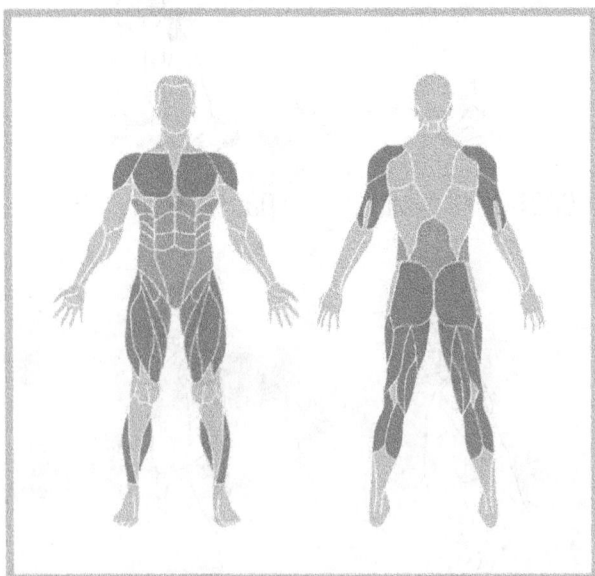

НИКС

ТРЕНИРОВКА ОТ DAREBEE © darebee.com

УРОВЕНЬ I 3 подхода **УРОВЕНЬ II** 5 подходов **УРОВЕНЬ III** 7 подходов **ОТДЫХ** до 2 мин

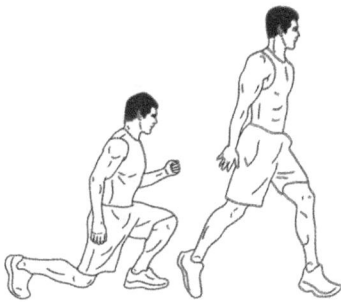

20 выпадов с прыжком

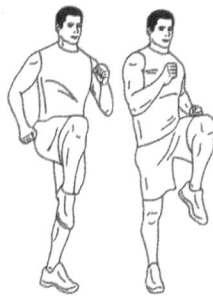

40 высоких подъемов колена

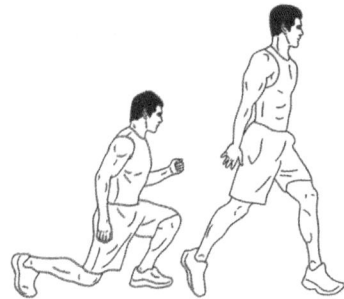

20 выпадов с прыжком

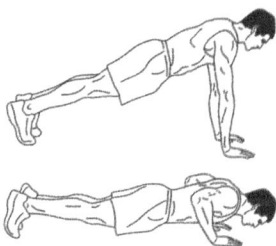

20 отжиманий

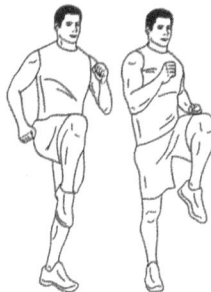

40 высоких подъемов колена

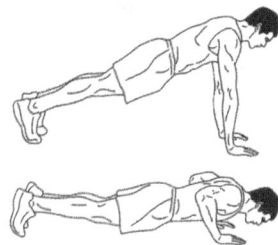

20 отжиманий

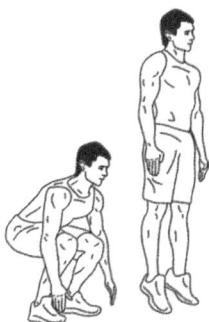

20 приседаний с прыжком

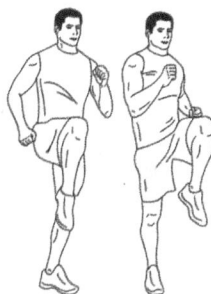

40 высоких подъемов колена

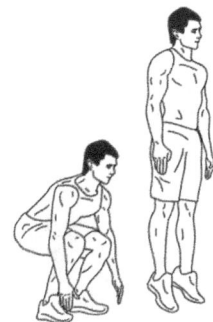

20 приседаний с прыжком

54 НЕ СДАВАТЬСЯ!

Вы знаете, что в тот момент, когда вы получаете тренировку под названием *Не Сдаваться!*, это действительно вызов, потому что вы действительно не хотите сдаваться. Сопротивляйтесь усталости, которая нужна для наращивания и поддержания вашей производительности на протяжении каждого подхода.

Совет: здесь все дело в интенсивности.

Цель: Сжигание Жира

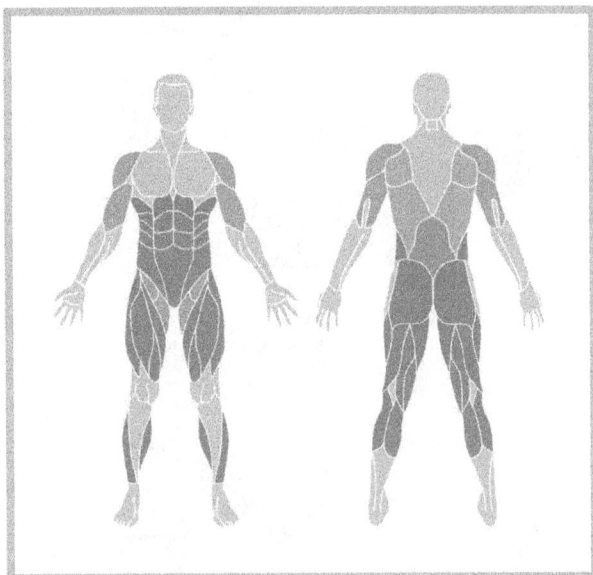

НЕ СДАВАТЬСЯ!

DAREBEE ВИИТ ТРЕНИРОВКА © darebee.com

УРОВЕНЬ I 3 подхода **УРОВЕНЬ II** 5 подходов **УРОВЕНЬ III** 7 подходов **ОТДЫХ** 2 минуты

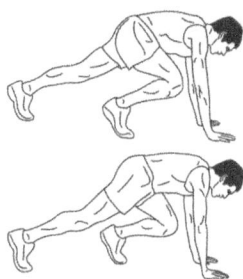

20сек "скалолазы"

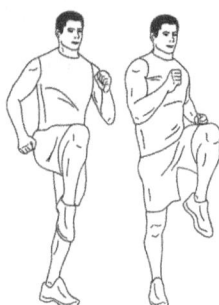

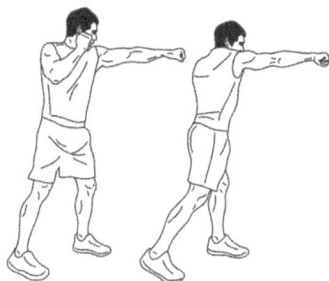

20сек высокие подъемы колена

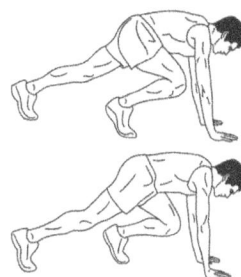

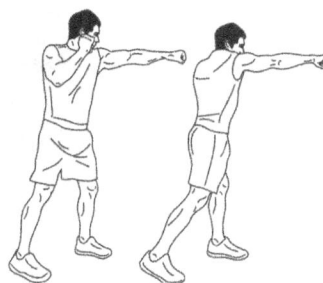

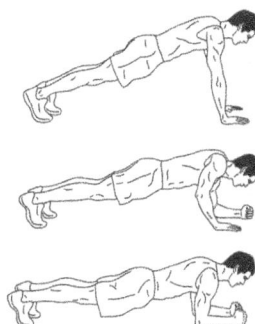

20сек "скалолазы"

20сек прямые удары

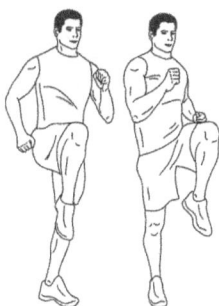

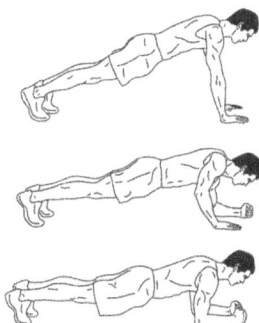

20сек высокие подъемы колена

20сек прямые удары

20сек динамическая планка

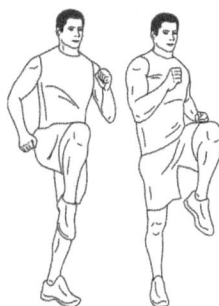

20сек высокие подъемы колена

20сек динамическая планка

55 ОДИССЕЙ

Для достижения своей цели, Одиссею потребовалось десять лет и огромная борьба с самим собой. К счастью, тренировка *Одиссей* предназначена для того, чтобы научить вас достигать ваших целей немного быстрее, и каким бы тяжелым делом это ни казалось, личная борьба тут не имеет ничего общего с ее тезкой.

Цель: Сила & Тонус

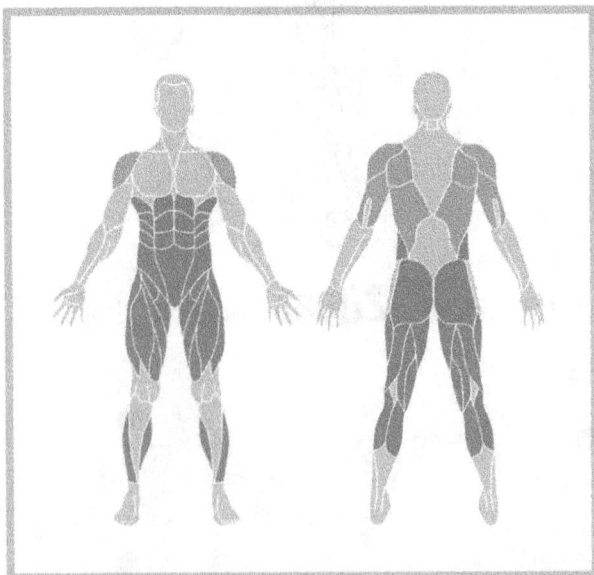

ОДИССЕЙ

DAREBEE ВИИТ ТРЕНИРОВКА © darebee.com

УРОВЕНЬ I 3 подхода **УРОВЕНЬ II** 5 подходов **УРОВЕНЬ III** 7 подходов | отдых 2 мин

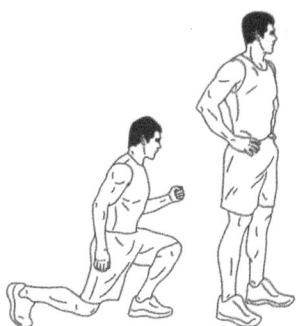

20сек обратные выпады

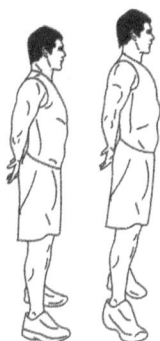

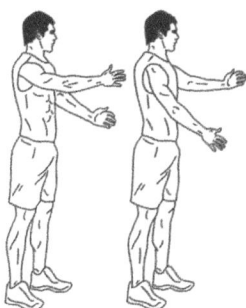

20сек подъемы на носки

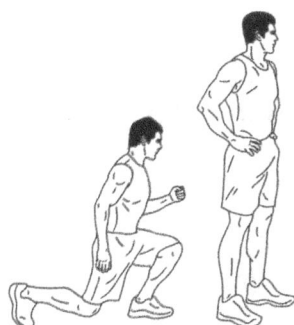

20сек обратные выпады

20сек вертикальные "ножницы"

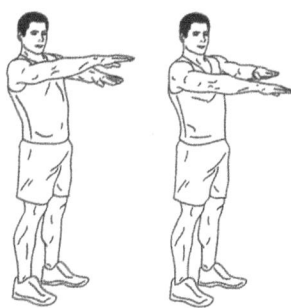

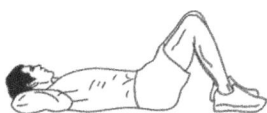

20сек горизонтальные "ножницы"

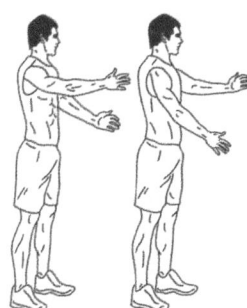

20сек вертикальные "ножницы"

20сек скручивания

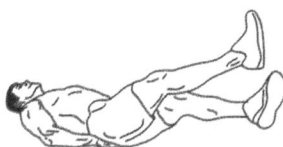

20сек "ножницы"

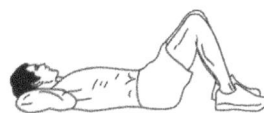

20сек скручивания

56 ВЫХОДНОЙ

В дни, когда все, что вам действительно хочется — это оставаться в постели и смотреть Netflix, вам действительно нужно заставить ваше тело двигаться и кровь циркулировать активнее. Есть много причин, по которым вы должны это делать, как психические, так и физические, но мы не будем в них здесь вдаваться. Тренировка *Выходной* — это то, что вам нужно. Ее легко сделать. Она нацелена на все тело. Она вас не утомит. И она не даст вам потерять драгоценную почву из-под ног в фитнесе и мотивации.

Цель: Сила & Тонус

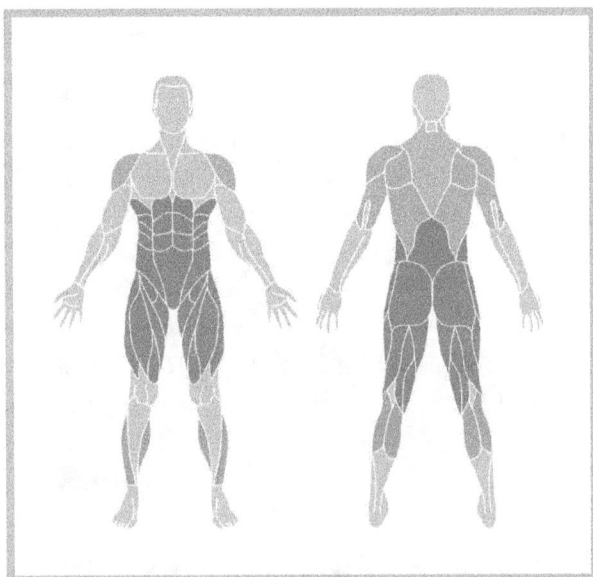

Выходной

ТРЕНИРОВКА ОТ DAREBEE © darebee.com

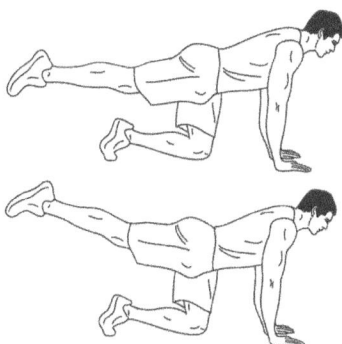

40 рывков ногой вверх
поменять сторону и повторить

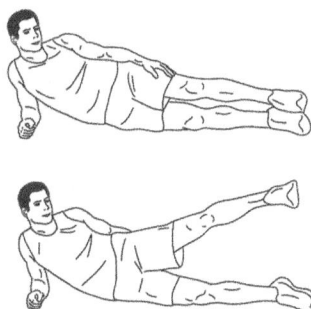

40 подъемов ноги
поменять сторону и повторить

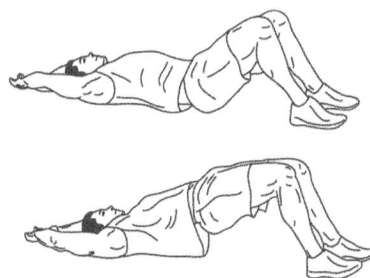

10 мостиков **x 4** подхода
30 секунд отдыха

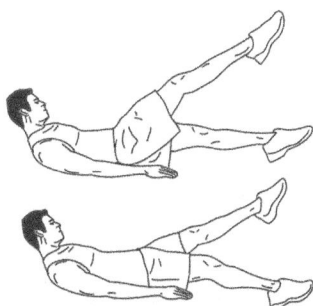

10 махов ногами
x 4 подхода
30 секунд отдыха

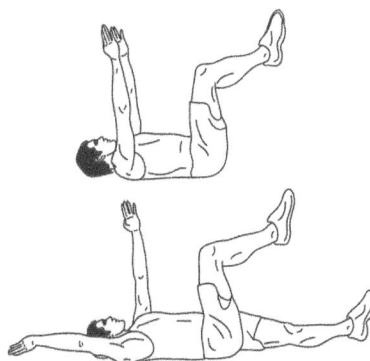

10 "мертвых жуков"
x 4 подхода
30 секунд отдыха

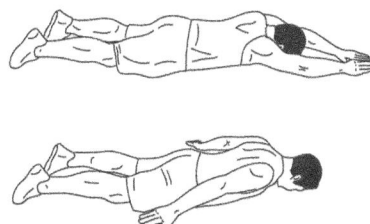

10 "перевернутых ангелов"
x 4 подхода
30 секунд отдыха

57 ОДНА МИНУТА

Одна минута — это все, что нужно, чтобы задействовать все нужные группы мышц, при условии, что интенсивность тренировки достаточно высока. Во время этой тренировки вы выполняете упражнения, сводя до минимума время перехода от одного к другому. Хотя это может быть не по-настоящему сложная тренировка, тем не менее, она заставит вас нажать на все нужные кнопки, чтобы «стать лучше».

Цель: Сжигание Жира

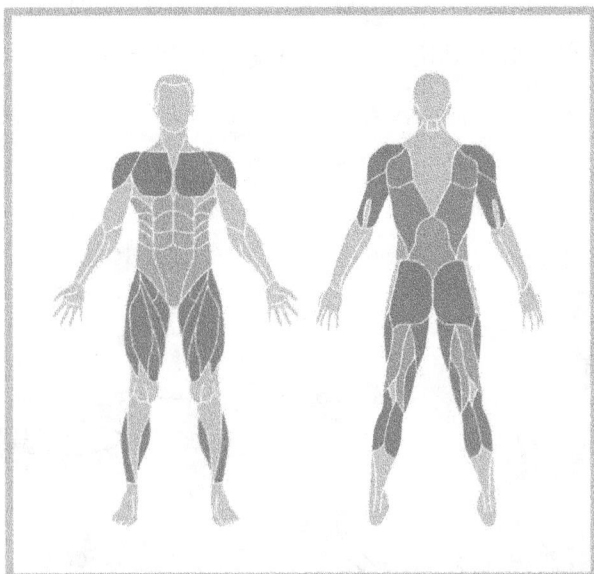

ОДНА МИНУТА
ТРЕНИРОВКА

ОТ DAREBEE © darebee.com

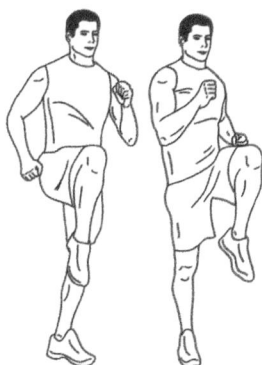

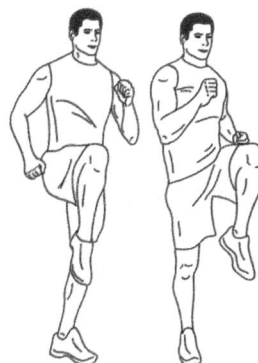

10сек высокие подъемы колена

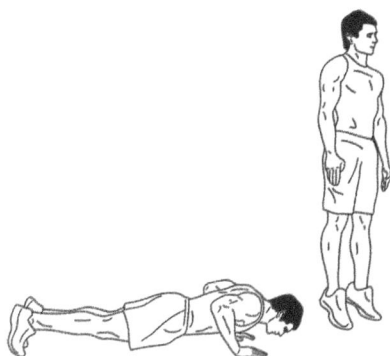

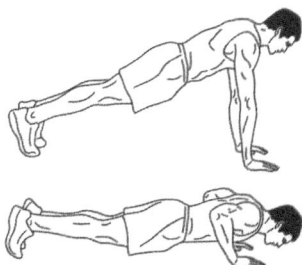

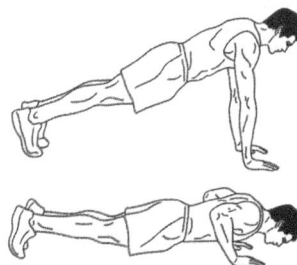

10сек берпи

10сек высокие подъемы колена

10сек отжимания

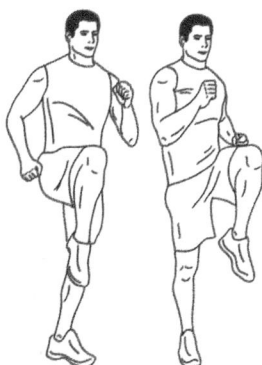

10сек высокие подъемы колена

10сек отжимания

58 ОННА-БУГЭЙСЯ

Разбудите своего внутреннего самурая с помощью нашей тренировки *Он-на-Бугэйся*. Эта тренировка — крепкий орешек, но и вы — тоже. Это ваша возможность быть смелыми, бесстрашными и исключительными!

Цель: Боевые Искусства

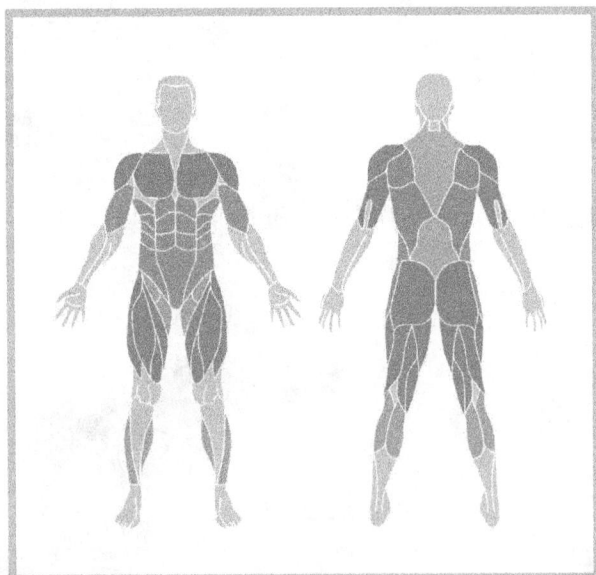

ОННА БУГЭЙСЯ

ТРЕНИРОВКА ОТ DAREBEE © darebee.com

УРОВЕНЬ I 3 подхода **УРОВЕНЬ II** 5 подходов **УРОВЕНЬ III** 7 подходов **ОТДЫХ** до 2 мин

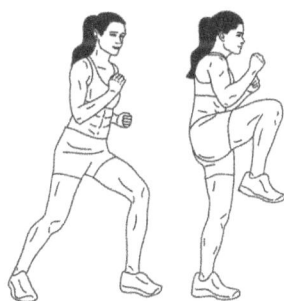

30 ударов коленом

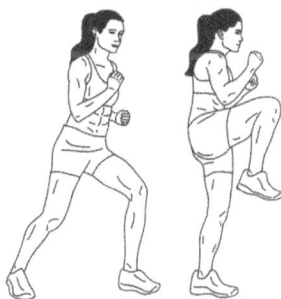

30 комбо удар коленом + удар локтем

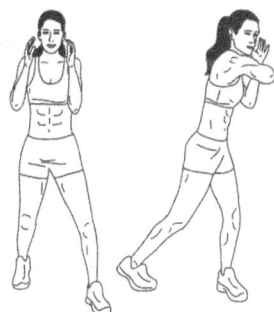

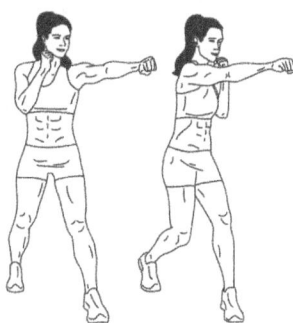

30 прямых ударов (джеб + кросс)

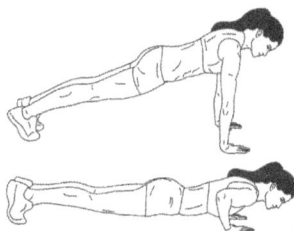

30 комбо отжимание + джеб + кросс

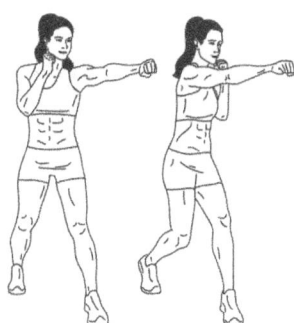

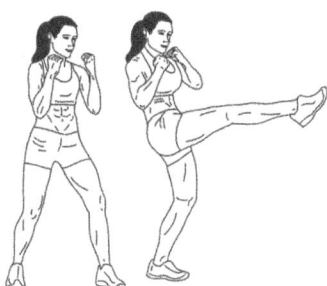

30 прямых ударов ногой

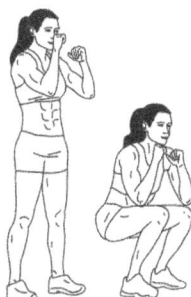

30 комбо присед + прямой удар ногой

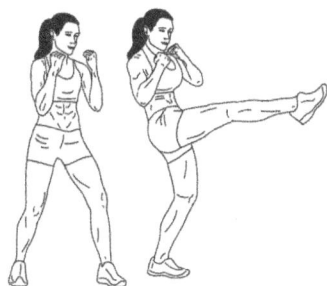

59 ВНЕ ЗАКОНА

Вне Закона — это комбинация боевых приемов и упражнений для пресса и кора. Она заставит вас вспотеть, но не поможет вам в увеличении ваших аэробных возможностей — для этого она не предназначена. Выполняйте каждое движение медленно и устойчиво, обращайте внимание на технику и используйте мышцы во всем диапазоне их движений. Конечным результатом является контролируемая, сбалансированная тренировка, которая поможет вам сохранять уровень вашей производительности.

Цель: Сила & Тонус

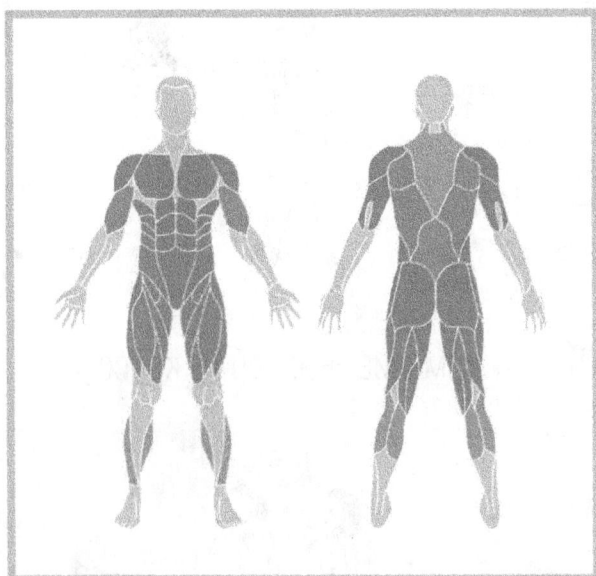

ВНЕ ЗАКОНА

ТРЕНИРОВКА ОТ DAREBEE © darebee.com

УРОВЕНЬ I 3 подхода **УРОВЕНЬ II** 5 подходов **УРОВЕНЬ III** 7 подходов **ОТДЫХ** до 2 мин

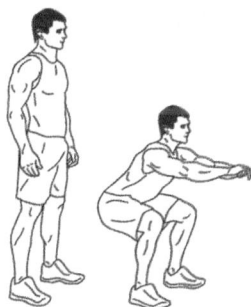

15 приседаний

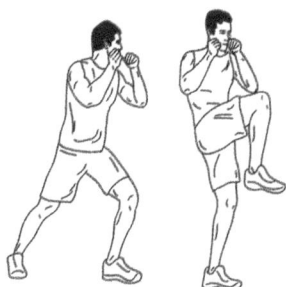

30 ударов коленом

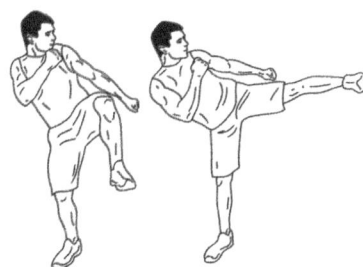

30 ударов в сторону

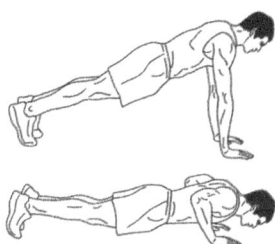

15 отжиманий

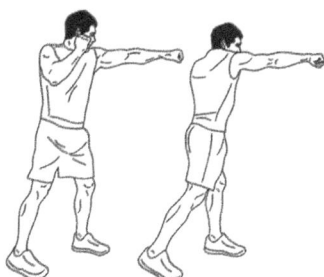

30 прямых ударов

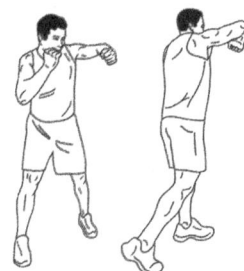

30 хуков

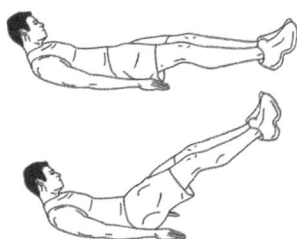

15 подъемов ног

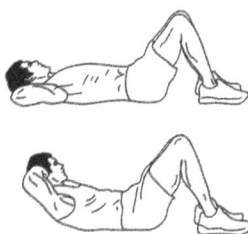

30 скручиваний

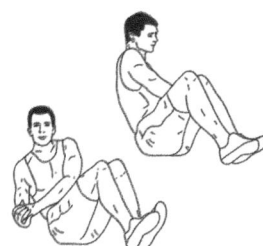

30 поворотов торса "русский твист"

60 ЗА РАМКАМИ ДОЗВОЛЕННОГО

За Рамками Дозволенного — это тренировка с высокой нагрузкой и быстрым темпом, которая требует от вас минимизировать время простоя при переходе между упражнениями и заставить ваше тело плавно двигаться от одного к другому. Она нагрузит ваши мышцы, легкие и сердечно-сосудистую систему, быстро выведет вас в зону пота и бросит вызов вашему VO2 Max.

Цель: Сжигание Жира

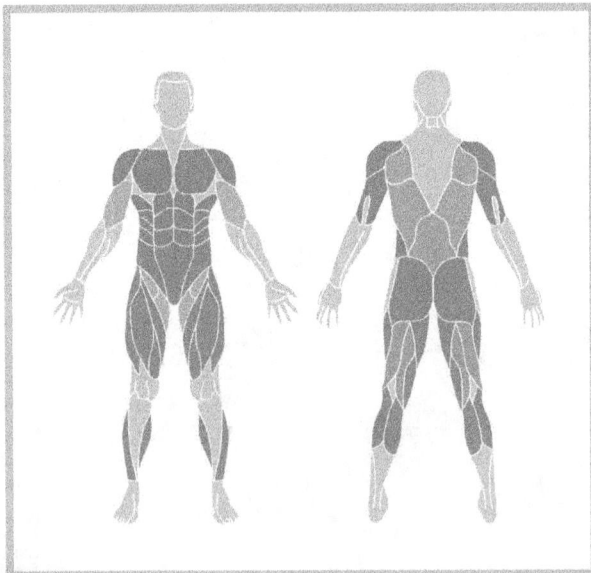

ЗА РАМКАМИ
ДОЗВОЛЕННОГО

ТРЕНИРОВКА ОТ DAREBEE © darebee.com

УРОВЕНЬ I 3 подхода **УРОВЕНЬ II** 5 подходов **УРОВЕНЬ III** 7 подходов **ОТДЫХ** до 2 мин

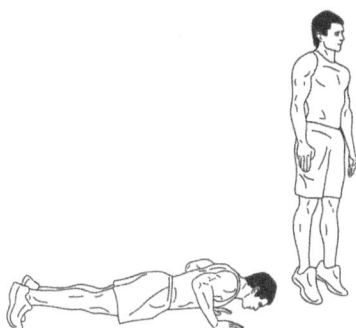

4 берпи

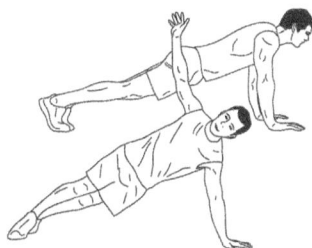

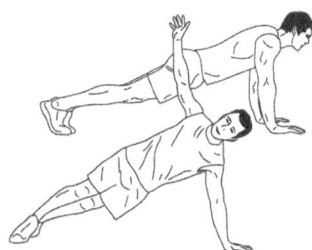

10 поворотов из планки

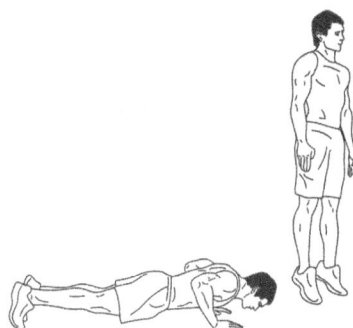

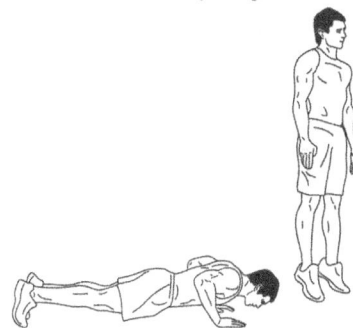

4 берпи

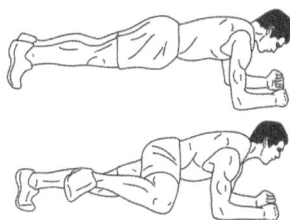

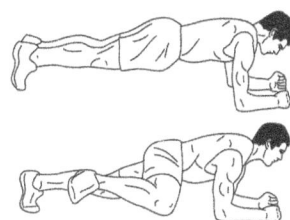

10 отведений колена в сторону

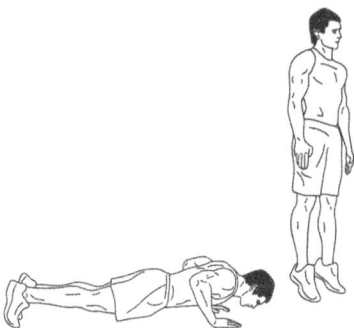

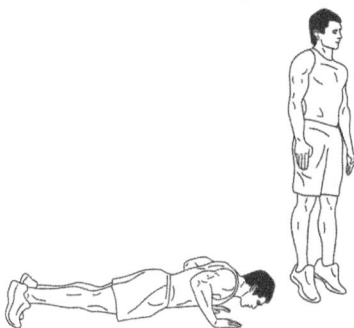

4 берпи

10 отведений колена в сторону

4 берпи

10 поворотов из планки

4 берпи

61 ПРЫГНУТЬ ЧЕРЕЗ РАДУГУ

Нагрузите мышцы по максимуму и постарайтесь сохранить равновесие! Это намного сложнее, чем кажется. Эта тренировка не только сложная (и чрезвычайно эффективная), но и доставляет массу удовольствия. Совершите прыжок через радугу и посмотрите, чего вы достойны. Вы можете менять ноги во время удержания равновесия на полпути или можете менять стороны в каждом подходе — выбор за вами!

Цель: Сжигание Жира

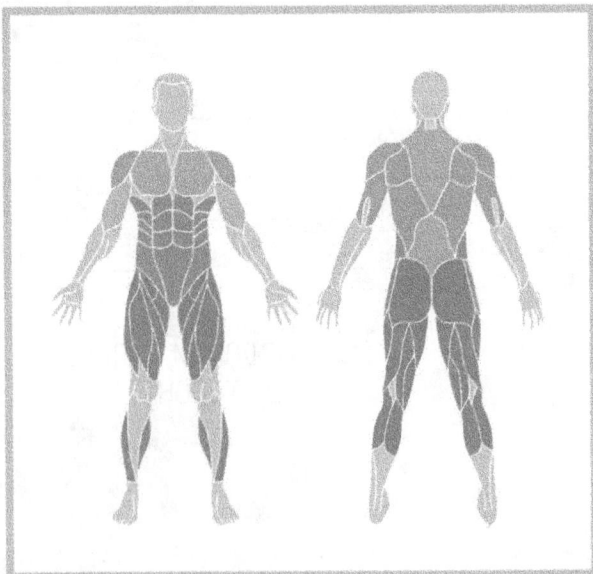

ПРЫГНУТЬ
через радугу

DAREBEE ВИИТ ТРЕНИРОВКА © darebee.com

УРОВЕНЬ I 3 подхода **УРОВЕНЬ II** 5 подходов **УРОВЕНЬ III** 7 подходов | 2 мин отдых

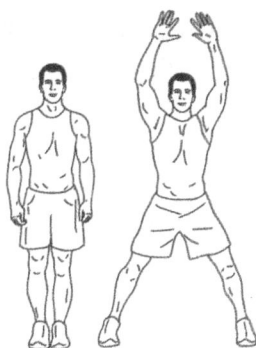

20сек прыжки "ноги вместе, ноги врозь"

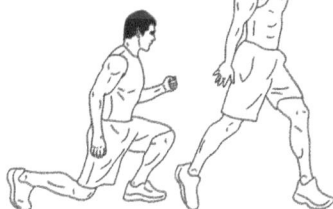

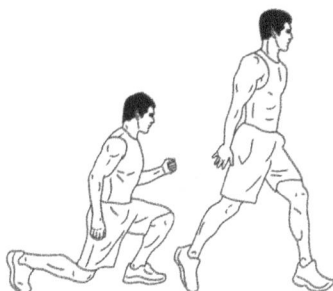

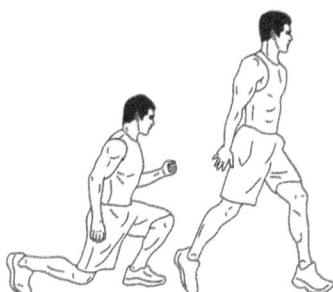

10сек выпады с прыжком

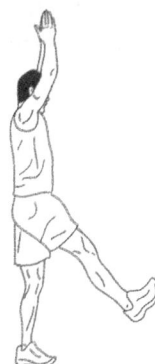

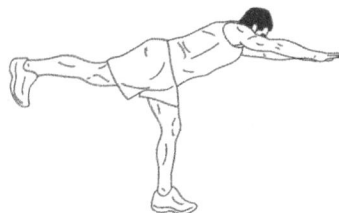

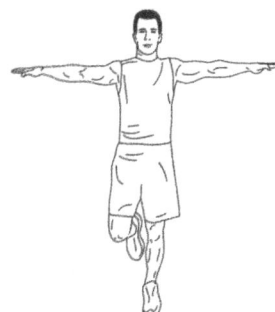

20сек удержание #1

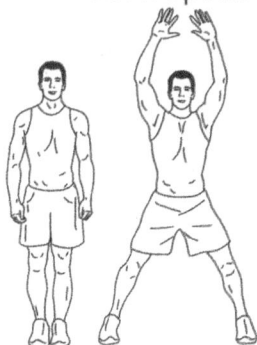

20сек прыжки "ноги вместе, ноги врозь"

10сек выпады с прыжком

20сек удержание #2

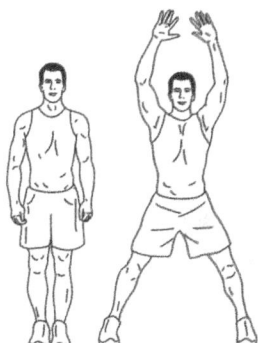

20сек прыжки "ноги вместе, ноги врозь"

10сек выпады с прыжком

20сек удержание #3

ЖЕЛЕЗНЫЙ УДАР

По сравнению с нашими размерами и весом, верхняя часть тела у нас слабая. Вот почему требуется все тело, чтобы производить по-настоящему сильные удары. Тренировка *Железный Удар* направлена на устранение дисбаланса, помогая вам развить рефлексивные движения, которые помогают развить повторяющиеся упражнения. Отлично подходит для дней, когда у вас мало времени на тренировки.

Цель: Боевые Искусства & Верхняя Часть Тела

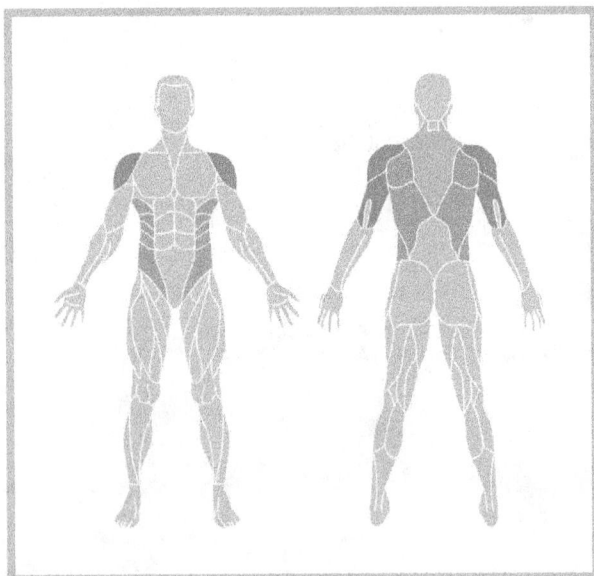

ЖЕЛЕЗНЫЙ УДАР

DAREBEE ВИИТ ТРЕНИРОВКА © darebee.com

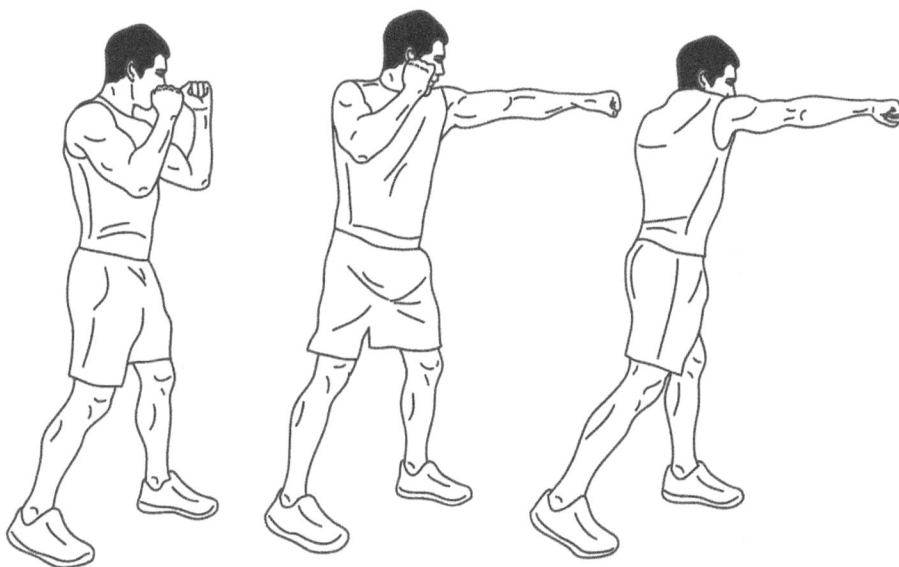

3мин прямые удары

30сек отдых

3мин прямые удары

30сек отдых

3мин прямые удары

финиш

63

ВРЕМЯ ПОВЕСЕЛИТЬСЯ

Программа *Время Повеселиться* идеально подходит для восстановления или в качестве активного отдыха. Получите от нее больше, увеличив темп и пройдя круг как можно быстрее.

Цель: Сжигание Жира

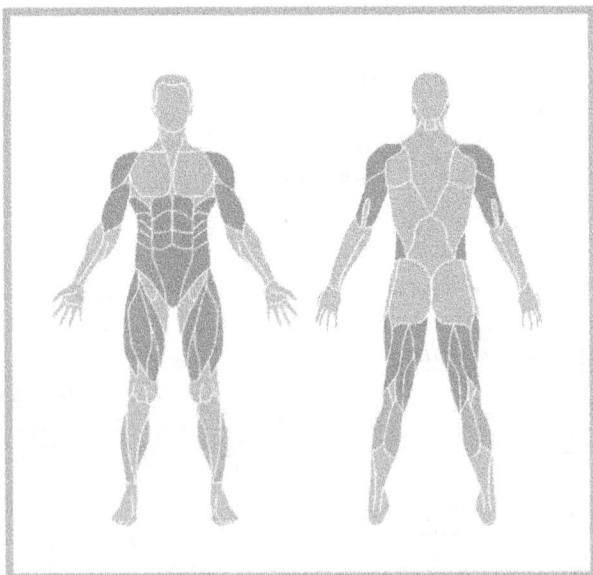

ВРЕМЯ
ПОВЕСЕЛИТЬСЯ

ТРЕНИРОВКА ОТ DAREBEE © darebee.com

УРОВЕНЬ I 3 подхода **УРОВЕНЬ II** 5 подходов **УРОВЕНЬ III** 7 подходов **ОТДЫХ** до 2 мин

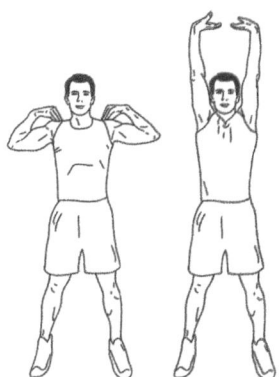

20 касаний плеча

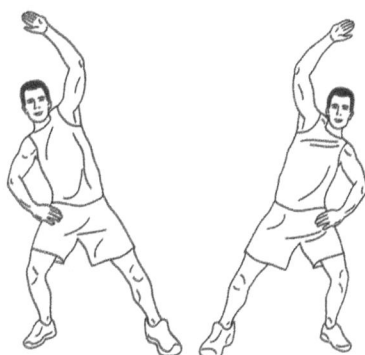

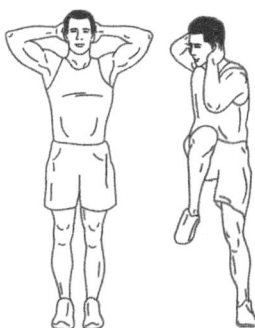

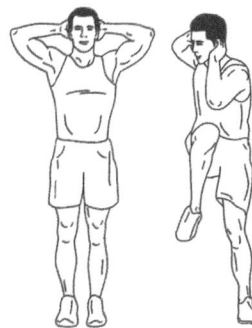

10 энергичных наклонов
из стороны в сторону

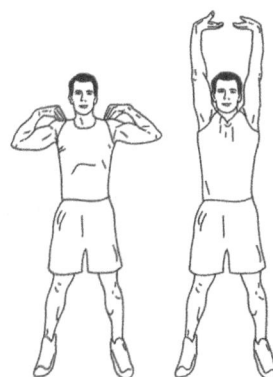

20 касаний плеча

10 движений
"колено-к-локтю"

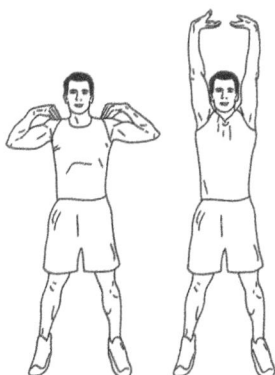

20 касаний плеча

10 движений
"колнео-к-локтю"

РАЗРЕШЕНИЕ ПОЛУЧЕНО!

Разрешение Получено! — это тренировка всего тела для всех уровней подготовки, включая новичков. Это тренировка с сильным жиросжиганием, дополненная упражнениями для кора и пресса. Во время прохождения круга сосредоточьтесь на технике, а не на скорости. Поднимайте колени до уровня талии при выполнении высоких подъемов коленей и приводите локти на уровень плеч при выполнении подъемов рук.

Цель: Сжигание Жира

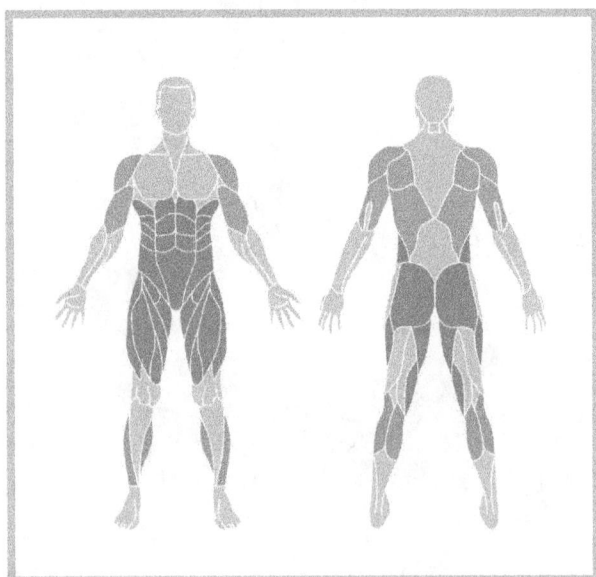

РАЗРЕШНИЕ
ПОЛУЧЕНО!

ТРЕНИРОВКА ОТ DAREBEE © darebee.com

Уровень I 3 подхода **Уровень II** 5 подходов **Уровень III** 7 подходов | 2 мин отдых

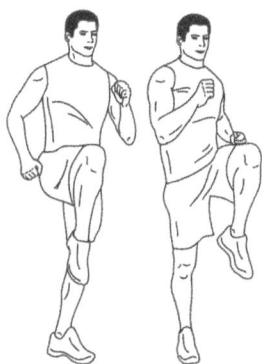

20 высоких подъемов колена

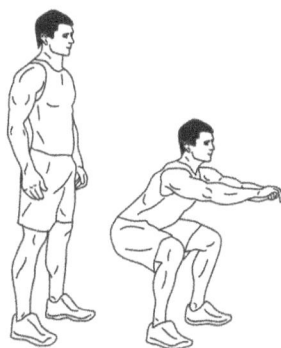

8 приседаний

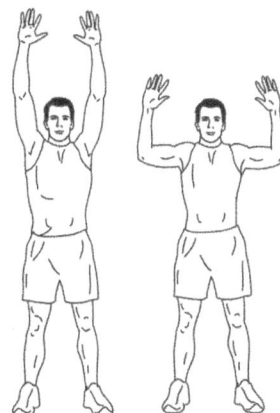

20 подъемов рук вверх

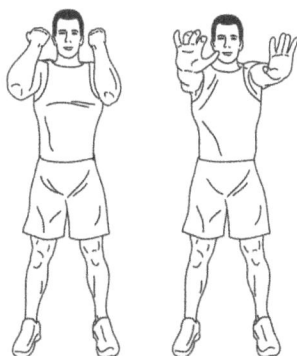

20 растяжек на бицепс

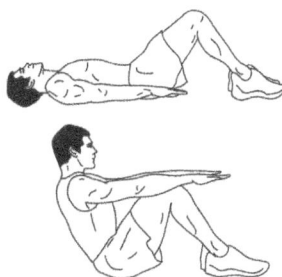

8 подъемов корпуса

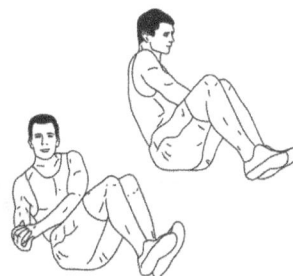

8 поворотов корпуса "русский твист"

65 ИГРОК

Эта тренировка, специально разработанная для повышения физической силы и улучшения физической формы, помогает раскрыть мощь вашего тела. Отлично подходит для всех, кто занимается контактными видами спорта, играет в баскетбол или просто хочет испытать «полный взрыв тела».

Цель: Сила & Тонус

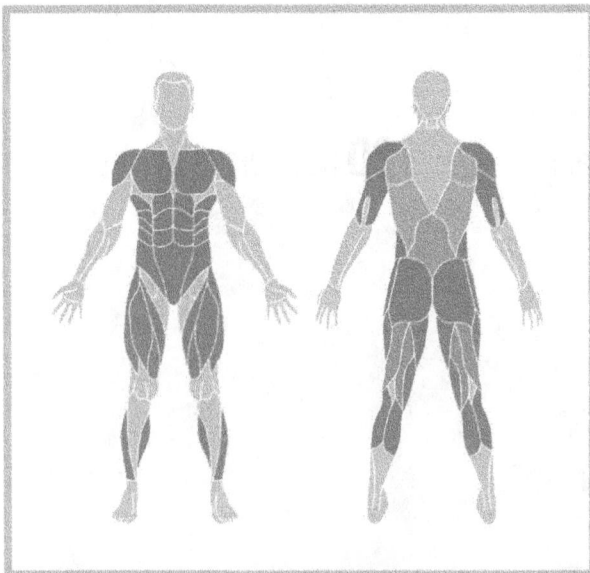

ИГРОК

ТРЕНИРОВКА ОТ DAREBEE © darebee.com

УРОВЕНЬ I 3 подхода **УРОВЕНЬ II** 5 подходов **УРОВЕНЬ III** 7 подходов **ОТДЫХ** до 2 мин

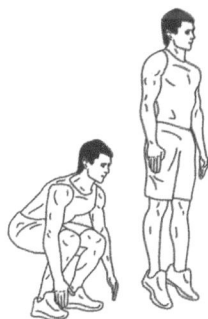

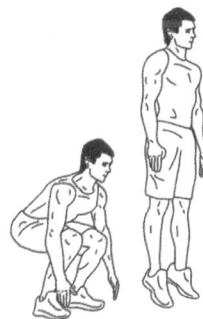

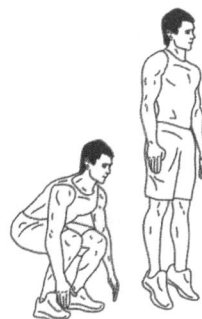

10 приседаний с прыжком   **10** отжиманий   **10** приседаний с прыжком

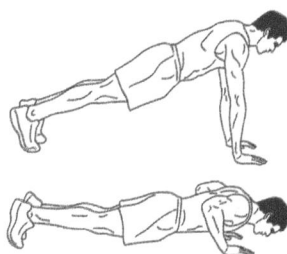

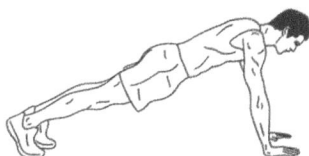

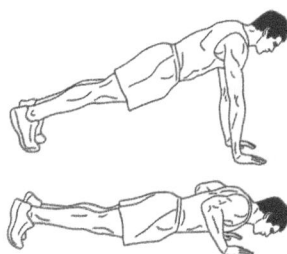

10 планок с переходом из верхнего в нижнее положение

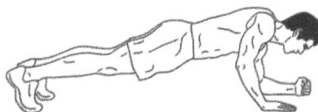

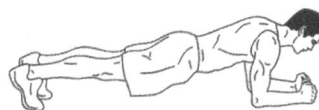

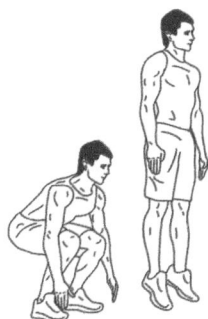

10 приседаний с прыжком   **10** отжиманий   **10** приседаний с прыжком

66 АТАКА

Тренировка *Атака* прорабатывает ваш пресс, но не пренебрегает и остальной частью вашего тела. Эта программа включает в себя только два повторяющихся упражнения и поэтому выглядит обманчиво простой. Однако у *Атаки* есть некая фишка, которая начинает давать о себе знать уже после первого подхода, имейте это ввиду.

Совет: возвращайтесь к этой тренировке почаще.

Цель: Сжигание Жира

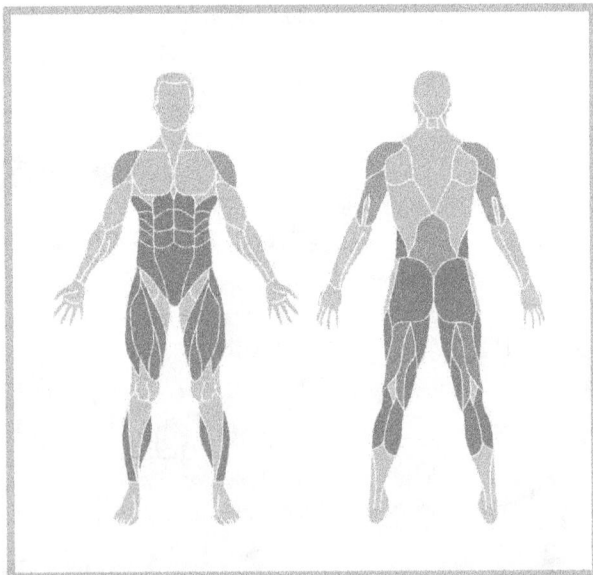

ATAKA

DAREBEE ВИИТ ТРЕНИРОВКА © darebee.com

Уровень I 3 подхода **Уровень II** 5 подходов **Уровень III** 7 подходов

2 минуты отдыха между подходами

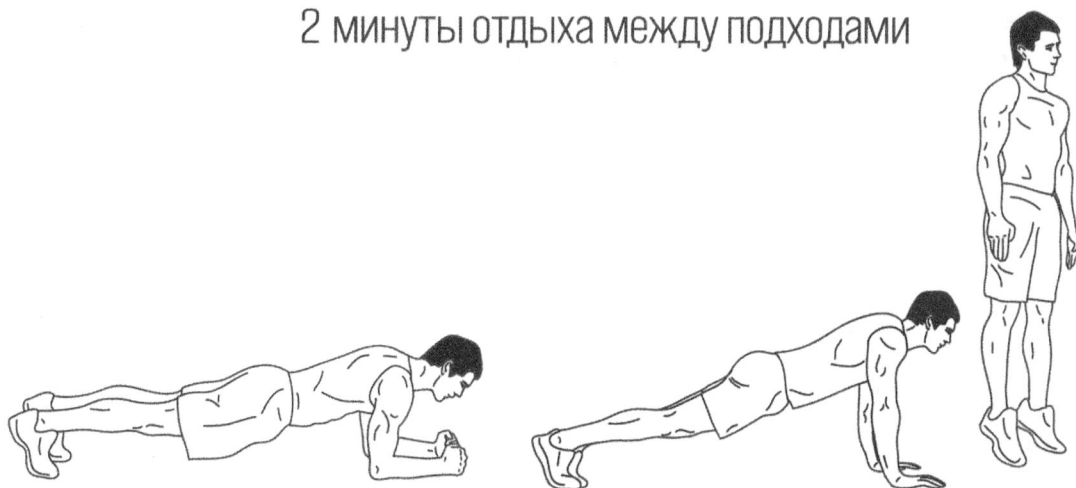

20сек планка на локтях

10сек базовые берпи

20сек планка на локтях

10сек базовые берпи

20сек планка на локтях

10сек базовые берпи

20сек планка на локтях

10сек базовые берпи

67 ПОЛНАЯ ЗАГРУЗКА

Полная Загрузка может показаться несложной, но как тренировка уровня сложности IV, она сразу же даст вам понять, что вы начали наращивать нагрузку. При выполнении каждого упражнения задействуется множество групп мышц, что делает эту тренировку идеальным выбором для наращивания мышечной силы. Обратите внимание на технику и оставайтесь сосредоточенными во всем. На следующий день ваше тело почувствует разницу.

Цель: Сила & Тонус

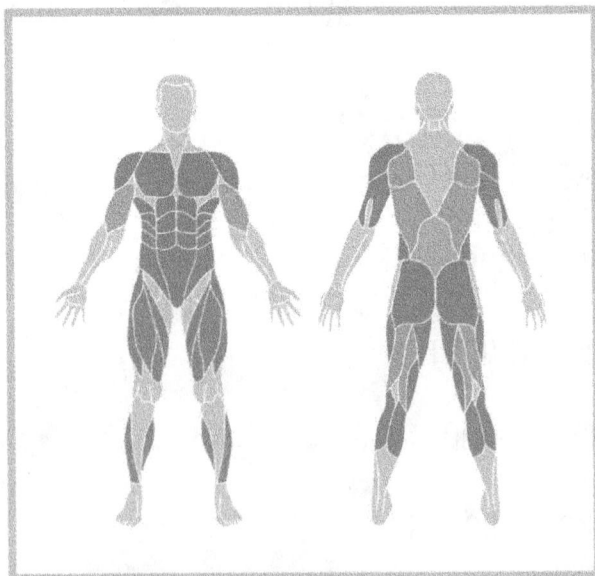

ПОЛНАЯ ЗАГРУЗКА

ТРЕНИРОВКА ОТ DAREBEE © darebee.com

УРОВЕНЬ I 3 подхода **УРОВЕНЬ II** 5 подходов **УРОВЕНЬ III** 7 подходов **ОТДЫХ** до 2 мин

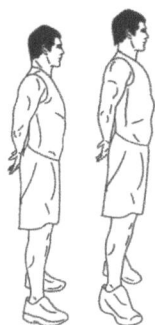

10 подъемов на носки

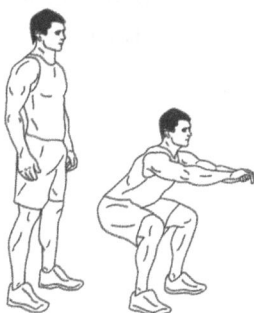

10 приседаний

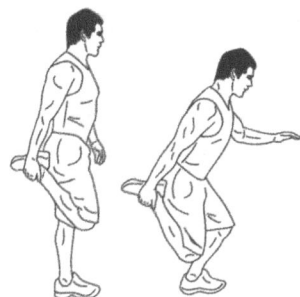

6 приседаний на одной ноге

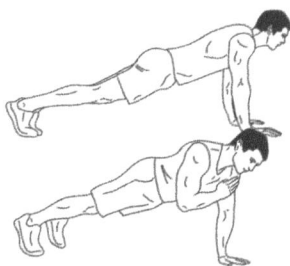

10 касаний плеча в планке

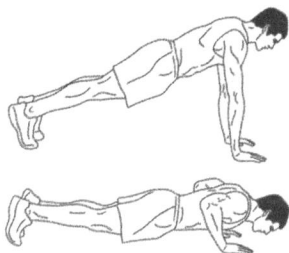

10 отжиманий

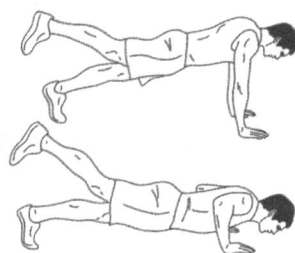

6 отжиманий с поднятой ногой

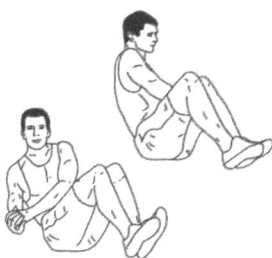

10 поворотов корпуса "русский твист"

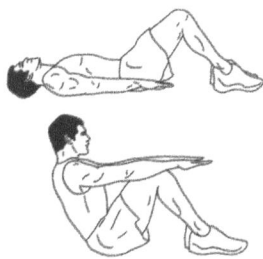

10 подъемов корпуса

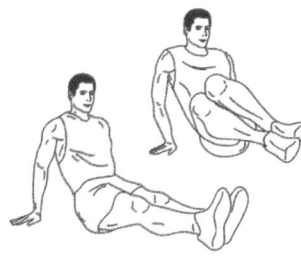

6 скручиваний с выпрямлением ног

68 МОЩНЫЙ ЗАРЯД

Мощный Заряд — это тренировка, в которой используются определенные группы мышц верхней и нижней части тела и небольшая нагрузка, чтобы получить фасциальную фитнес-программу, улучшающую естественную эластичность и ловкость тела, и помогающую создать взрывную силу. Ее уровень сложности обманчив. Делайте все достаточно быстро и с полным диапазоном движений в каждом упражнении, и у вас будет тренировка, которая быстро выведет вас в зону пота.

Цель: Сжигание Жира

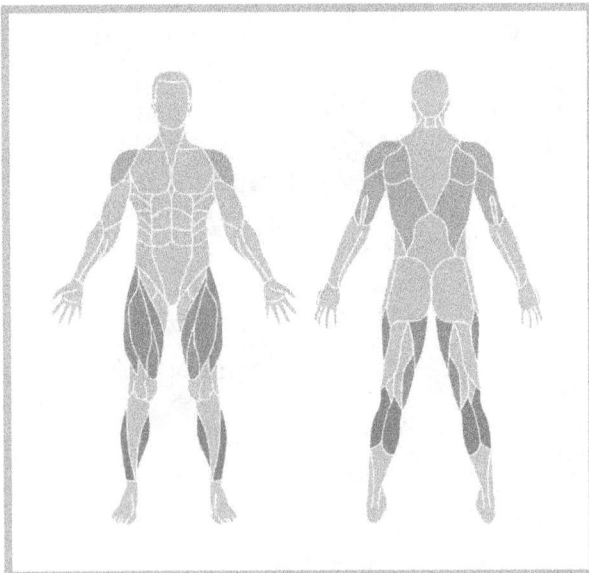

МОЩНЫЙ ЗАРЯД

ТРЕНИРОВКА ОТ DAREBEE © darebee.com

5 подходов | 2 минуты отдыха между подходами

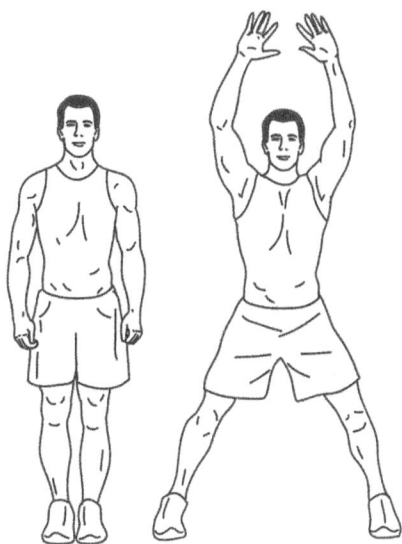

10 прыжков "ноги вместе, ноги врозь"

2 подъема на носки

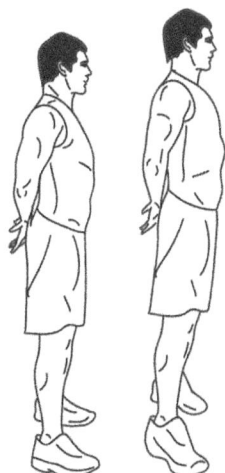

10 прыжков "ноги вместе, ноги врозь"

2 подъема на носки

10 прыжков "ноги вместе, ноги врозь"

2 подъема на носки

10 прыжков "ноги вместе, ноги врозь"

2 подъема на носки

10 прыжков "ноги вместе, ноги врозь"

2 подъема на носки

финиш

69   ПОБЕДИТЕЛЬ

Победитель выполняет свои обещания, укрепляя основные группы мышц как верхней, так и нижней части тела, задействуя сухожилия и сателлитные группы мышц, и повышая стабильность суставов. Это обманчиво выглядящая легкой тренировка, в которой используются всего четыре упражнения, чтобы бросить вызов всему телу.

Цель: Сила & Тонус

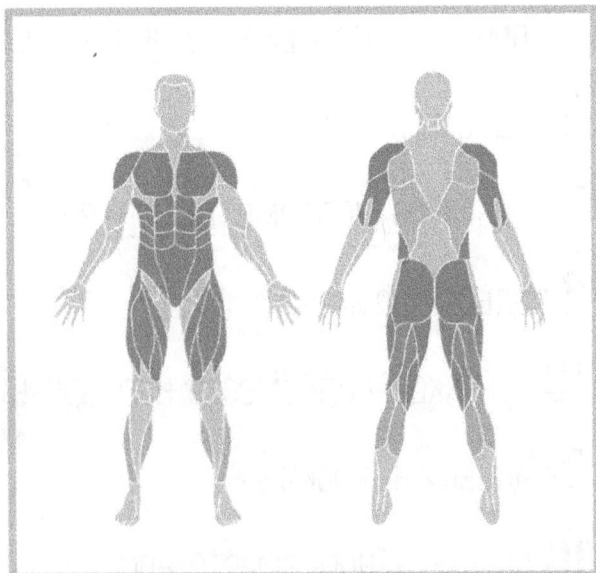

ПОБЕДИТЕЛЬ

ТРЕНИРОВКА ОТ DAREBEE © darebee.com

2 минуты отдыха между упражнениями

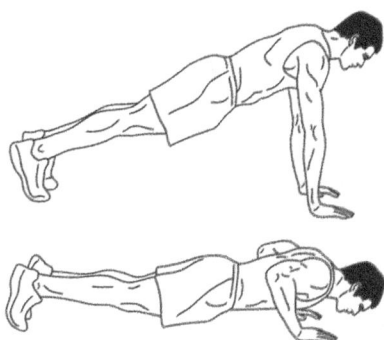

30 приседаний **x 3 подхода** всего
30 секунд отдыха между подходами

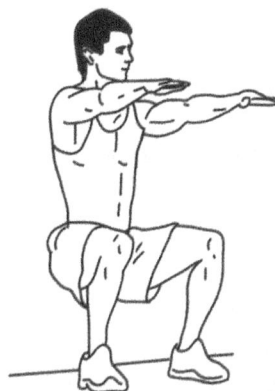

60сек "стульчик" **x 3 подхода** всего
30 секунд отдыха между подходами

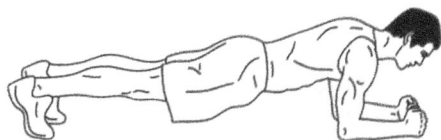

3 минуты планка на локтях
за один раз без перерыва

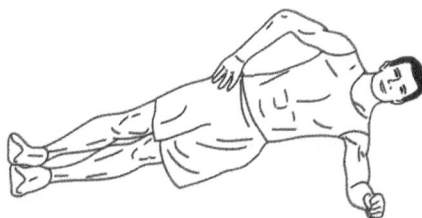

3 минуты боковая планка
за один раз без перерыва

70 ДВИЖЕНИЕ — ЭТО ЖИЗНЬ!

Движение — это жизнь! — это тренировка, на которую вы отправляетесь, когда чувствуете себя слишком уставшим для тяжелой тренировки. Она разработана, чтобы вы стали быстрыми, легкими и энергичными. Она будет держать вас в движении даже когда вы не хотите увеличивать обороты. Идеально подходит для оптимизации вашего тела и имеет сильный аэробный компонент, который поможет вам улучшить вашу выносливость.

Цель: Сжигание Жира

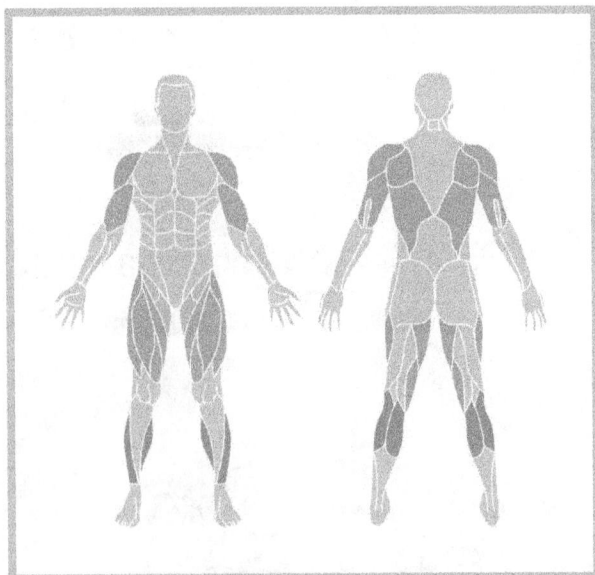

ДВИЖЕНИЕ-
ЭТО
ЖИЗНЬ!

ТРЕНИРОВКА ОТ DAREBEE © darebee.com

УРОВЕНЬ I 3 подхода **УРОВЕНЬ II** 5 подходов **УРОВЕНЬ III** 7 подходов **ОТДЫХ** до 2 мин

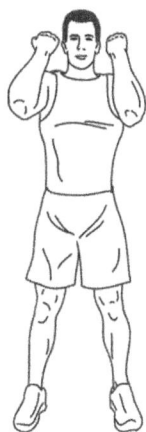

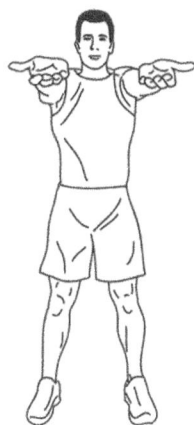

20 растяжек на бицепс

10 прыжков "ноги вместе, ноги врозь"

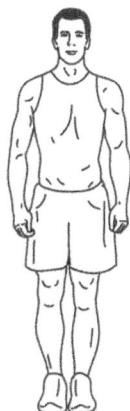

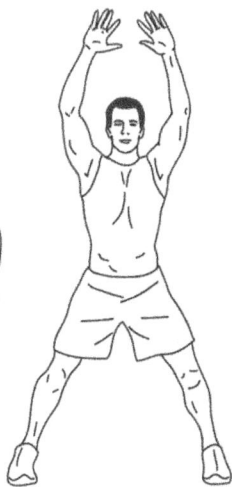

20 растяжек на бицепс

10 прыжков "ноги вместе, ноги врозь"

20 растяжек на бицепс

10 прыжков "ноги вместе, ноги врозь"

20 растяжек на бицепс

10 прыжков "ноги вместе, ноги врозь"

20 растяжек на бицепс

10 прыжков "ноги вместе, ноги врозь"

БЫСТРАЯ ВИИТ ТРЕНИРОВКА

Иногда вам просто нужно что-то очень быстрое. Идите прямо, снимите стресс, захватите мир — вы можете это сделать! Здесь есть все: кардио, бой, упражнения для пресса и кора — все вместе в одной крутой тренировке.

Цель: Сжигание Жира

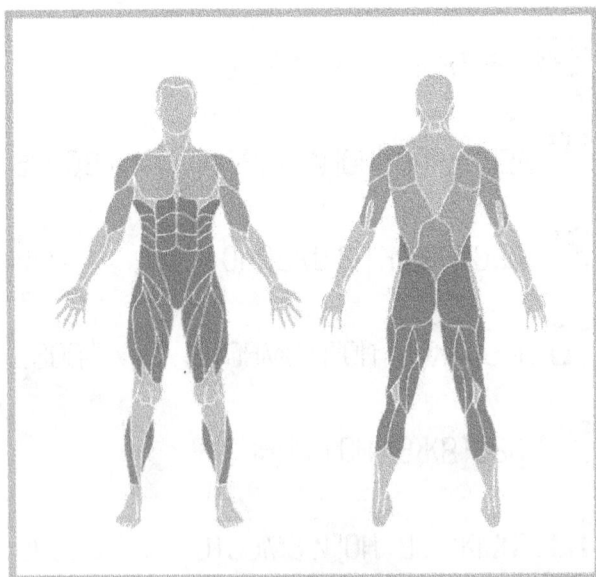

БЫСТРАЯ ВИИТ
ТРЕНИРОВКА

ОТ DAREBEE © darebee.com

Уровень I 3 подхода **Уровень II** 5 подходов **Уровень III** 7 подходов

2 минуты отдых

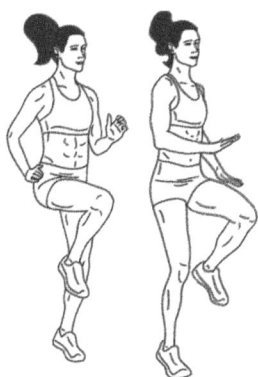

20сек высокие подъемы колена

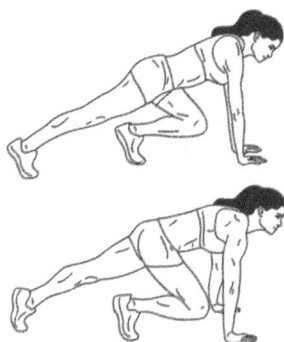

20сек "скалолазы"

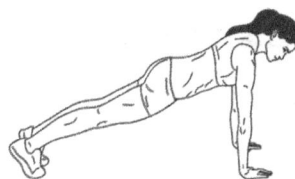

20сек удержание в планке

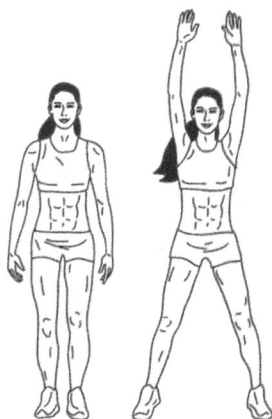

20сек прыжки "ноги вместе, ноги врозь"

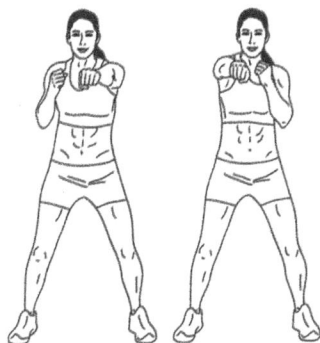

20сек прямые удары

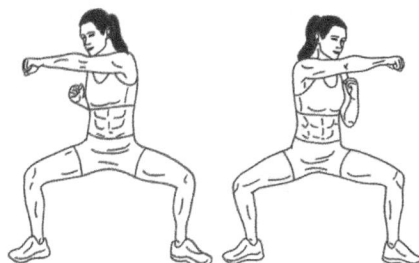

20сек прямые удары в приседе "сумо"

72 РАМБЛЕР

Работа на нижнюю часть тела задействует многие группы мышц и требует большой координации. Для всего этого она также сжигает значительное количество кислорода. *Рамблер* — это тренировка ВИИТ, которая поможет вам быстро сжечь огромное количество калорий. Делайте максимальное количество повторений в каждом упражнении в отведенное время и старайтесь поддерживать эти значения в каждом подходе.

Цель: Сжигание Жира

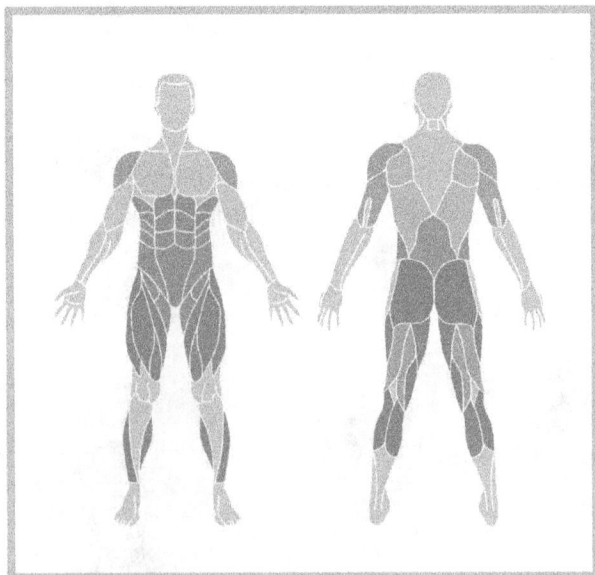

РАМБЛЕР

DAREBEE ВИИТ ТРЕНИРОВКА © darebee.com

УРОВЕНЬ I 3 подхода УРОВЕНЬ II 5 подходов УРОВЕНЬ III 7 подходов | 2 мин отдых

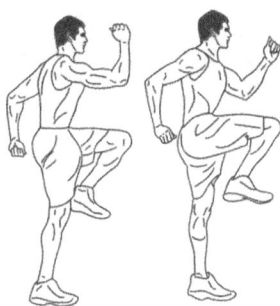

20сек высокие шаги

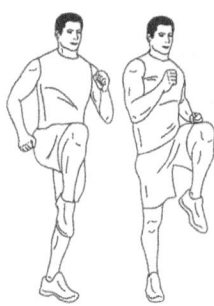

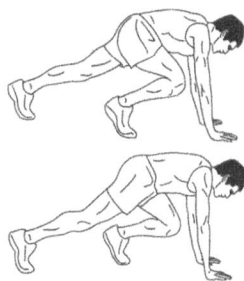

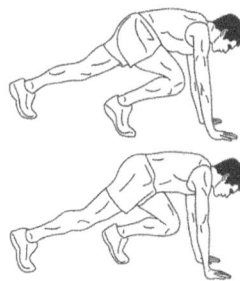

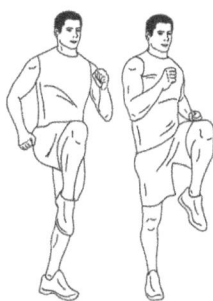

20сек высокие подъемы колена

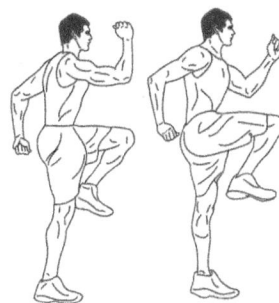

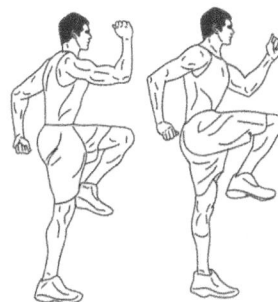

20сек высокие шаги

20сек "скалолазы"

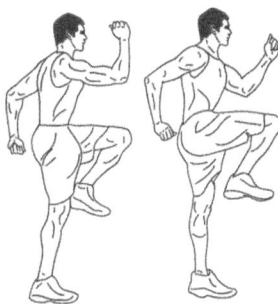

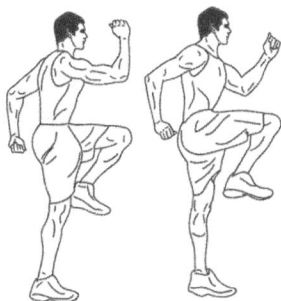

20сек высокие шаги

20сек "скалолазы"

20сек высокие шаги

20сек высокие подъемы колена

20сек высокие шаги

73 ВЗБОДРИСЬ!

Тренировка *Взбодрись!* использует два упражнения в режиме попеременной нагрузки, чтобы дать вам короткую и динамичную тренировку, которая требует усилий и пота, но не истощает ваши энергетические запасы. В напряженный день, когда вам, возможно, хочется не только потренироваться, но и оставаться полными сил для какой-то важной встречи, *Взбодрись!* — именно то, что вам нужно.

Цель: Сжигание Жира

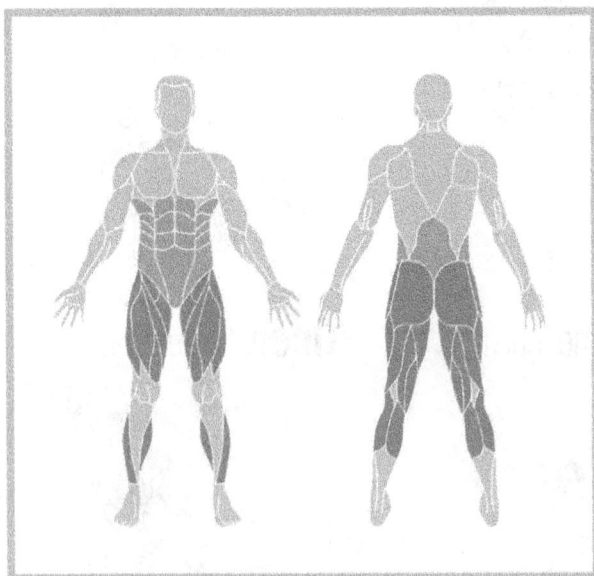

ВЗБОДРИСЬ!

ТРЕНИРОВКА ОТ DAREBEE © darebee.com

5 подходов | 2 минуты отдыха между подходами

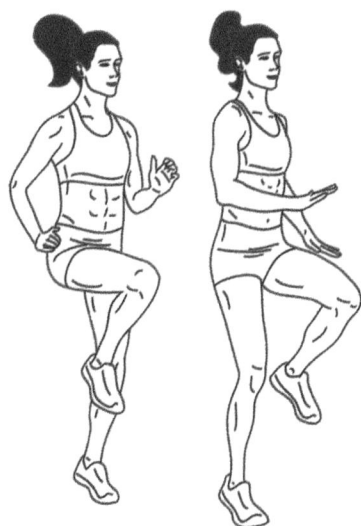

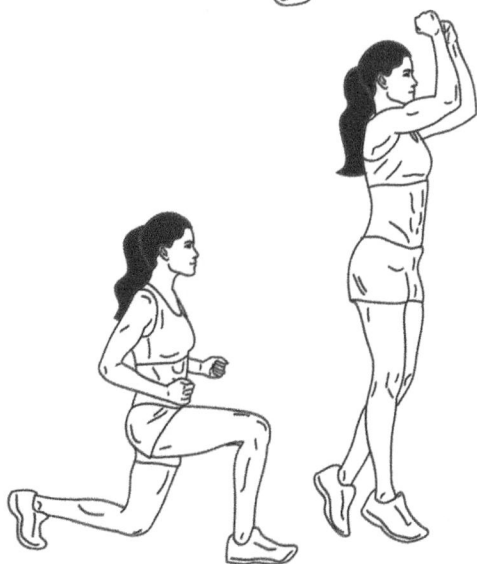

10 высоких подъемов колена

2 выпада с прыжком

10 высоких подъемов колена

2 выпада с прыжком

10 высоких подъемов колена

2 выпада с прыжком

10 высоких подъемов колена

2 выпада с прыжком

10 высоких подъемов колена

2 выпада с прыжком

финиш

СОЗИДАНИЕ

Созидание — это тренировка, которая не перестает приносить плоды. Пусть вас не вводит в заблуждение ее простая структура и низкое количество повторений — ваши мышцы будут петь.

Совет: для достижения наилучших результатов сохраняйте равномерный темп при прохождении всего круга.

Цель: Сила & Тонус

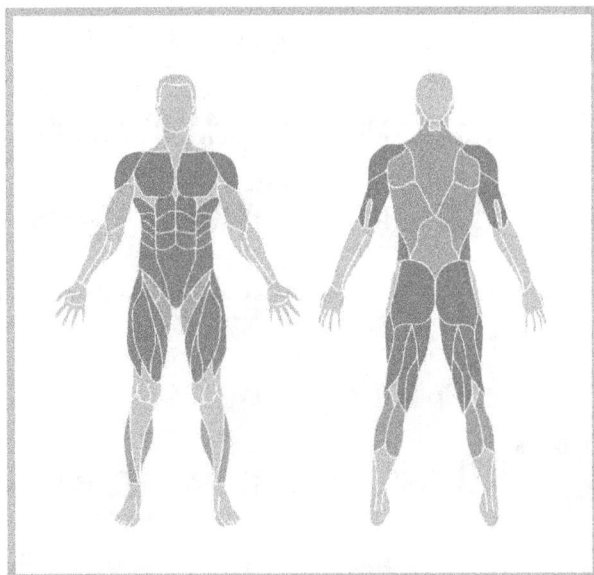

СОЗИДАНИЕ

ТРЕНИРОВКА ОТ DAREBEE © darebee.com

УРОВЕНЬ I 3 подхода УРОВЕНЬ II 5 подходов УРОВЕНЬ III 7 подходов ОТДЫХ до 2 мин

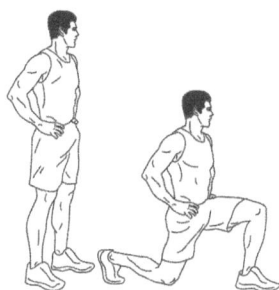

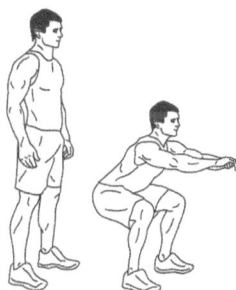

10 выпадов   **20** приседаний   **10** выпадов

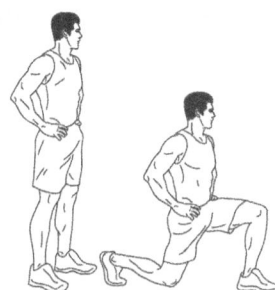

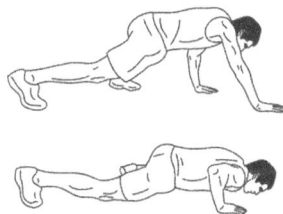

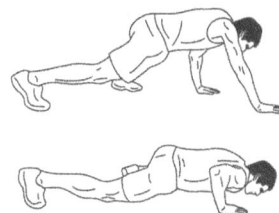

10 отжиманий "дракон"   **20** ударов вверх   **10** отжиманий "дракон"

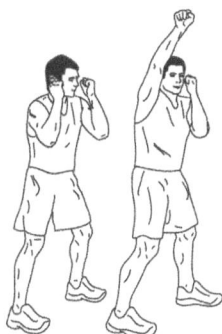

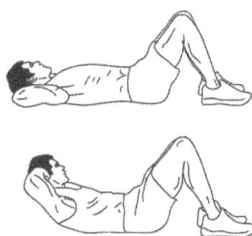

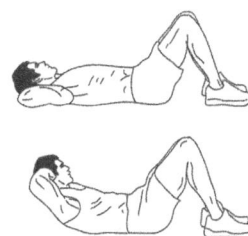

10 скручиваний   **20** махов ногами   **10** скручиваний

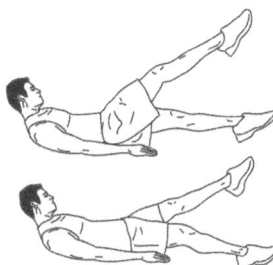

ЖЕЛЕЗНАЯ ВОЛЯ

Железная Воля заставит вас вспотеть, но при этом не перехватит дыхание. Это тренировка для наращивания силы. Сосредоточьтесь на технике, убедитесь, что она идеальна, насколько это возможно, и поддерживайте качество выполнения на протяжении всей тренировки.

Цель: Сила & Тонус

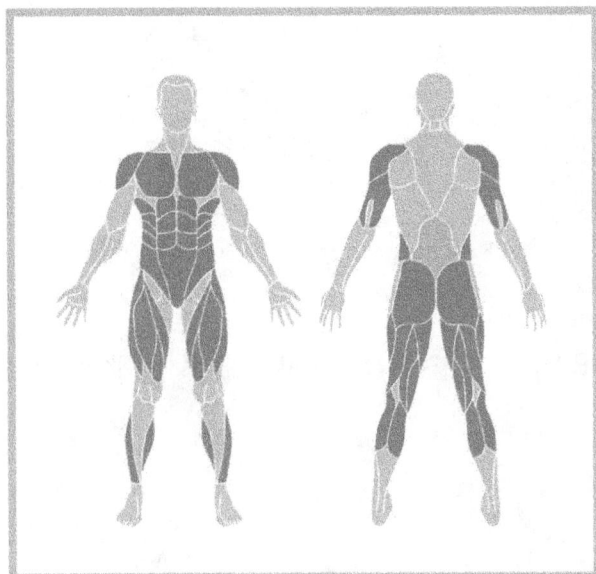

ЖЕЛЕЗНАЯ ВОЛЯ

ТРЕНИРОВКА ОТ DAREBEE © darebee.com

УРОВЕНЬ I 3 подхода **УРОВЕНЬ II** 5 подходов **УРОВЕНЬ III** 7 подходов **ОТДЫХ** до 2 мин

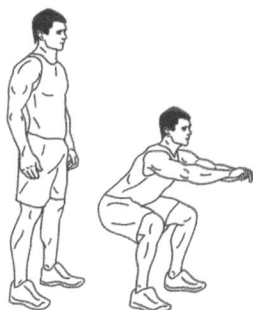

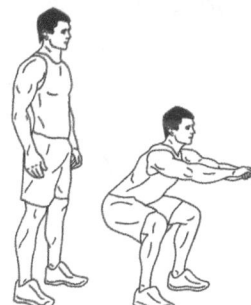

20 приседаний   **20** отжиманий   **20** приседаний

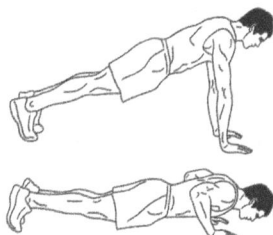

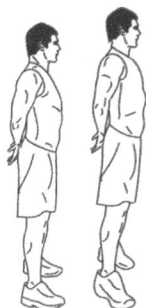

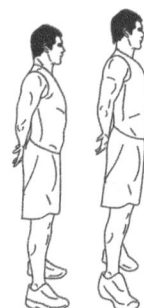

20 подъемов на носки   **20** выпадов   **20** подъемов на носки

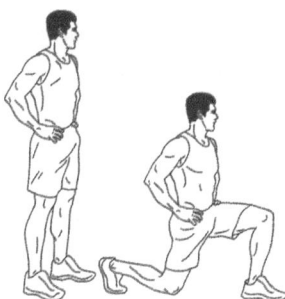

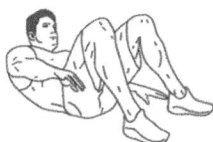

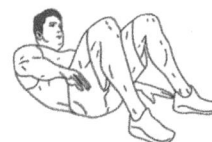

20 касаний пятки   **20** скручиваний   **20** касаний пятки

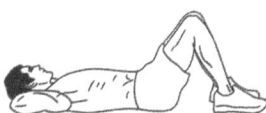

76 РЕКОНСТРУКТОР

Переделайте свое тело, обновите мышцы и обретите новые силы! Что ж, после таких призывов, тренировка *Реконструктор* должна доставить больше удовольствия, и да, это так. Разработанная для одновременной нагрузки на все основные групп мышц, она оставляет вам очень мало времени на восстановление во время тренировки, а это означает, что вы определенно почувствуете, что усердно на ней поработали.

Цель: Сила & Тонус

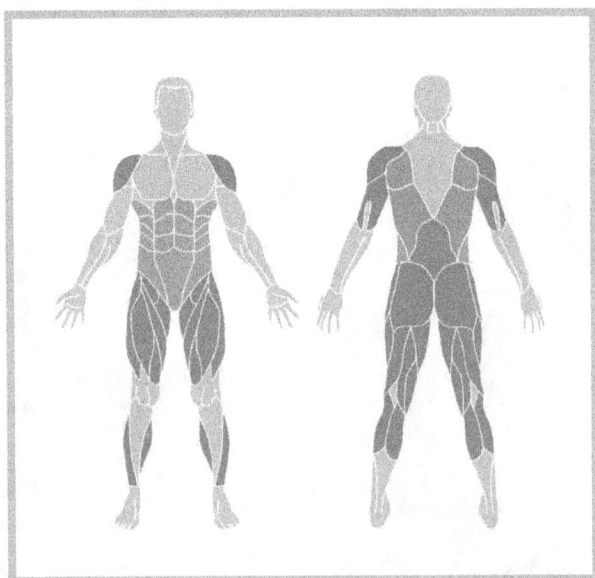

РЕКОНСТРУКТОР

ТРЕНИРОВКА ОТ DAREBEE © darebee.com

УРОВЕНЬ I 3 подхода **УРОВЕНЬ II** 5 подходов **УРОВЕНЬ III** 7 подходов **ОТДЫХ** до 2 мин

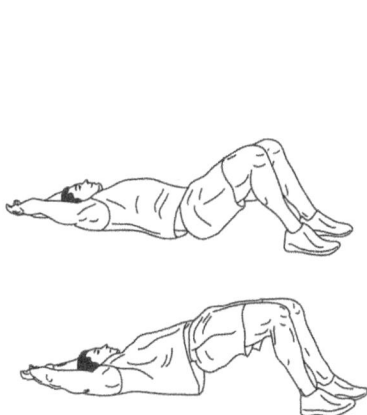

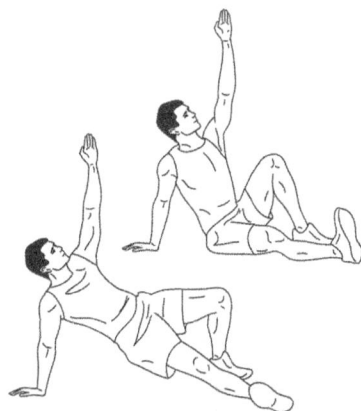

10 мостиков   **20** подъемов корпуса   **10** мостиков

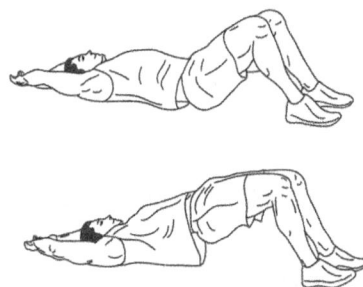

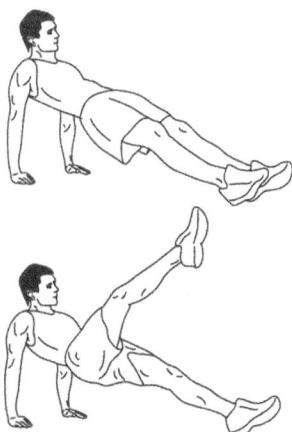

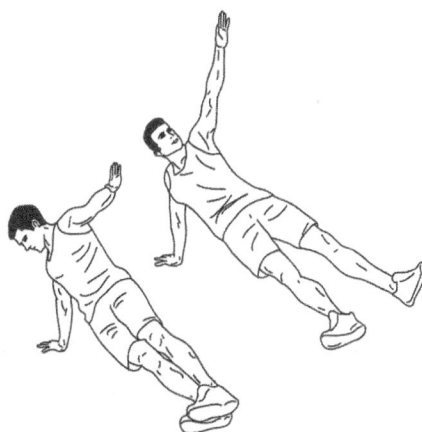

20 рывков ногой
в обратной планке   **10** мостиков   **20** поворотов
в боковой планке

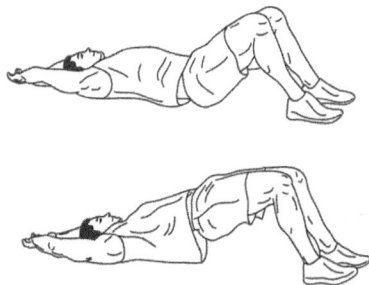

ИСПРАВИТЬ ВСЕ!

ВИИТ повышает ваш уровень физической подготовки, увеличивает VO2 Max и помогает вам быстрее восстанавливаться. Тренировка *Исправить Все!* нацелена на все ваше тело. Как и в каждой тренировке, основанной на времени, количество повторений и интенсивность более важны, чем техника, поэтому вам действительно нужно постараться сделать как можно больше повторений в каждом упражнении и не снижать уровень производительности при выполнении всех подходов.

Цель: Сжигание Жира

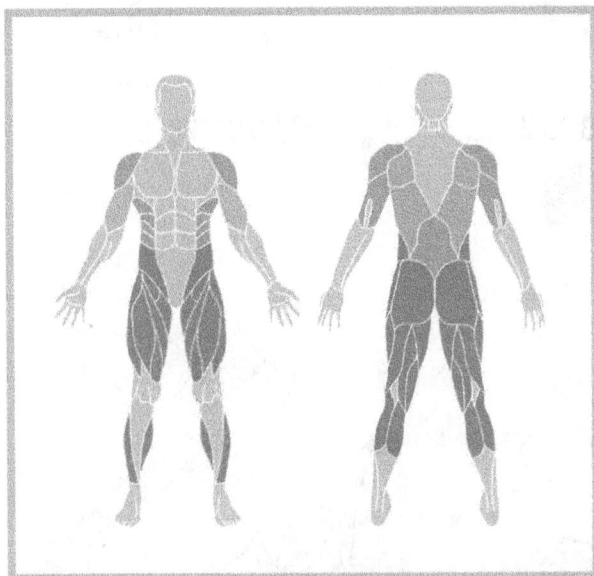

ИСПРАВИТЬ ВСЕ!

DAREBEE ВИИТ ТРЕНИРОВКА © darebee.com

УРОВЕНЬ I 3 подхода **УРОВЕНЬ II** 5 подходов **УРОВЕНЬ III** 7 подходов | 2 мин отдых

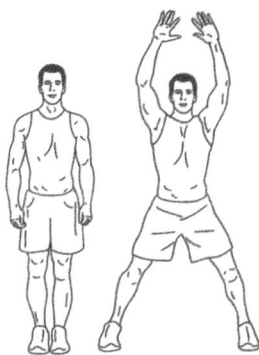

20сек прыжки "ноги вместе, ноги врозь"

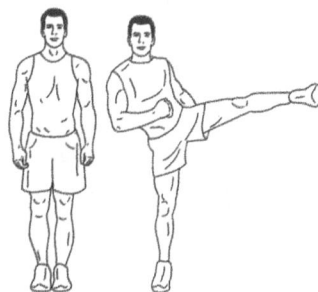

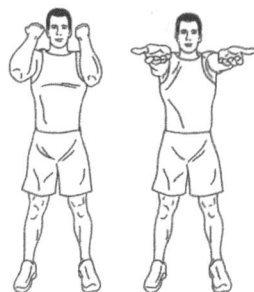

20сек подъемы ноги в сторону

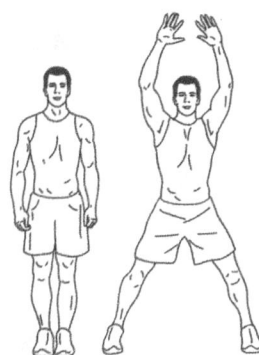

20сек прыжки "ноги вместе, ноги врозь"

20сек растяжка на бицепс

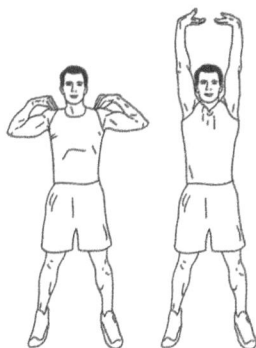

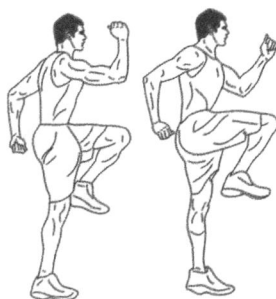

20сек касания плеч

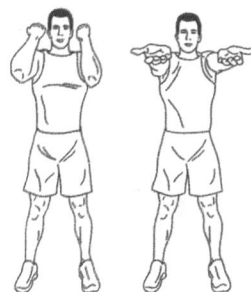

20сек растяжка на бицепс

20сек высокие шаги

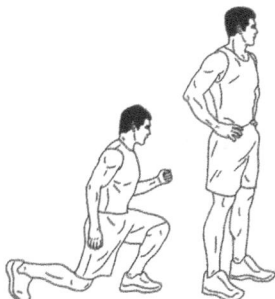

20сек обратные выпады

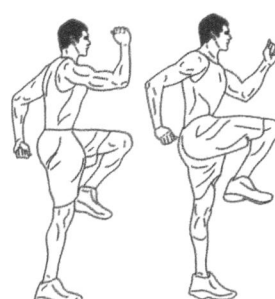

20сек высокие шаги

КРАСНЫЙ ЖНЕЦ

Увеличьте силу верхней части тела и укрепите кор, и вас станет труднее убить с помощью тренировки *Красный Жнец*. Держите тело прямо, напрягите пресс, сделайте глубокий вдох — и начинайте!

Цель: Сила Верхней Части Тела

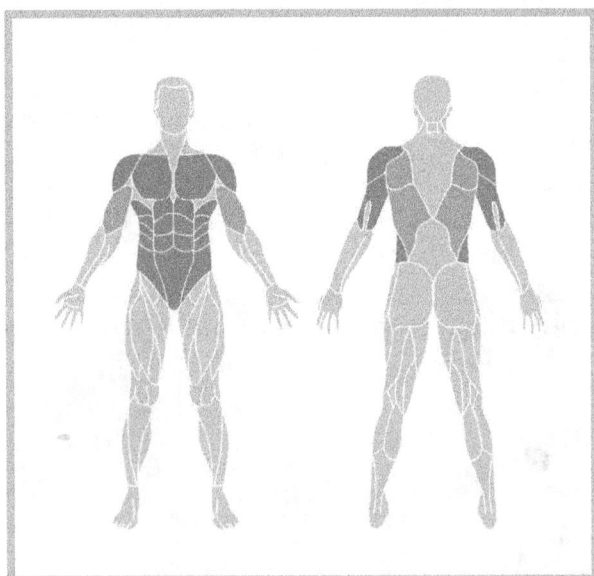

КРАСНЫЙ ЖНЕЦ

ТРЕНИРОВКА ОТ DAREBEE © darebee.com

УРОВЕНЬ I 3 подхода **УРОВЕНЬ II** 5 подходов **УРОВЕНЬ III** 7 подходов **ОТДЫХ** до 2 мин

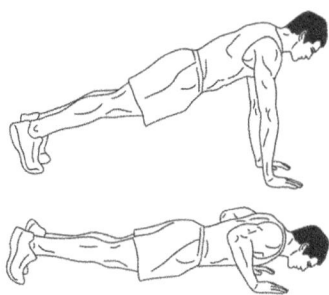

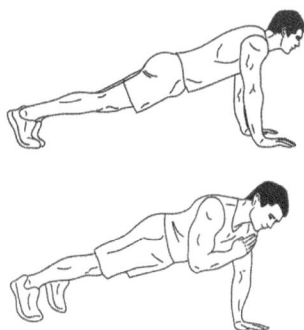

15 отжиманий   **30** касаний плеча   **15** отжиманий

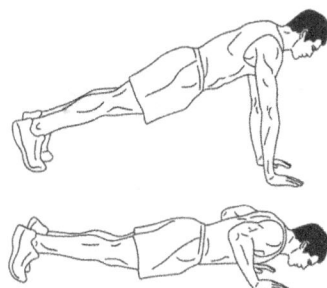

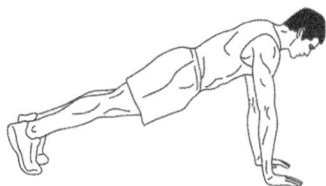

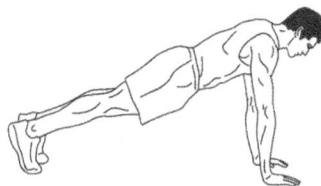

считая до 15 удержание в планке   **30** отведений колена в сторону   **считая до 15** удержание в планке

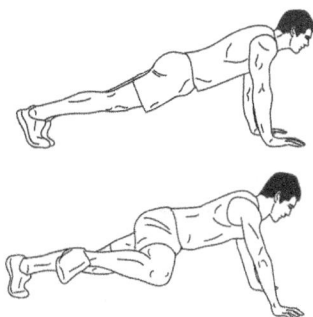

79 ОТДЫХ & РЕАБИЛИТАЦИЯ

Отдых & Реабилитация – тренировка с обманчивым названием, по крайней мере в том, что касается первой ее части. Упражнения нацелены на сухожилия и группы мышц, которые обычно не задействуются во время обычных тренировок. Поэтому эта тренировка помогает развить хорошее чувство контроля над телом. Не забудьте добавить ее к уже имеющемуся у вас арсеналу тренировок для совершенствования тела. (У вас ведь есть список, верно?).

Цель: Здоровье & Тонус

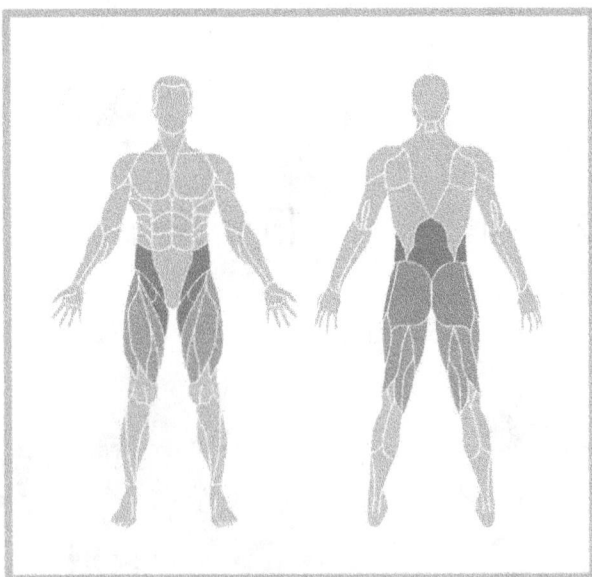

ОТДЫХ & РЕАБИЛИТАЦИЯ

РЕАБИЛИТАЦИОННАЯ
ТРЕНИРОВКА
ОТ DAREBEE
© darebee.com

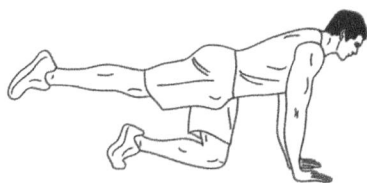

20 движений ногой **10** растяжек спины #1 **10** растяжек спины #2

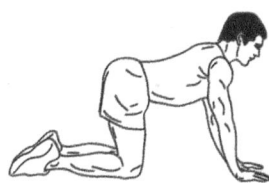

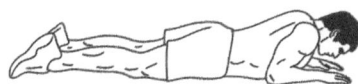

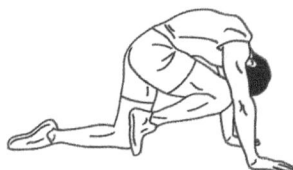

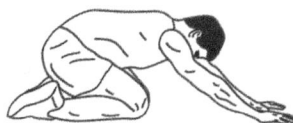

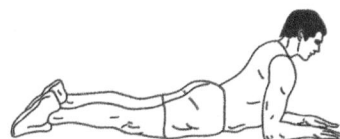

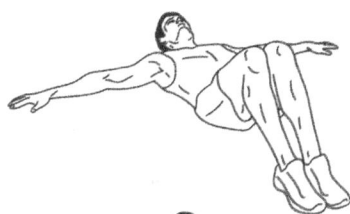

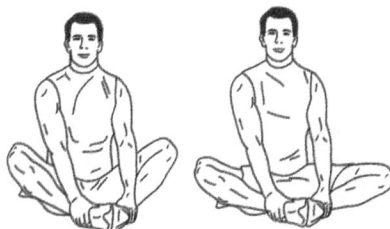

20 поворотов **10** растяжек "бабочка" **10** наклонов к ступням

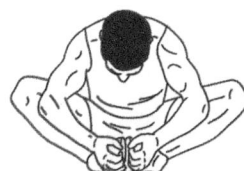

80 ВОЗРОЖДЕНИЕ

Вернитесь на правильный путь с помощью тренировки *Возрождение*. Это доступная ВИИТ-тренировка, которая идеально подходит для тех случаев, когда вы восстанавливаетесь, но все еще нуждаетесь в активных движениях.

Совет: держите руки поднятыми во время растяжки на бицепс и напрягайте мышцы пресса во время планки.

Цель: Сжигание Жира

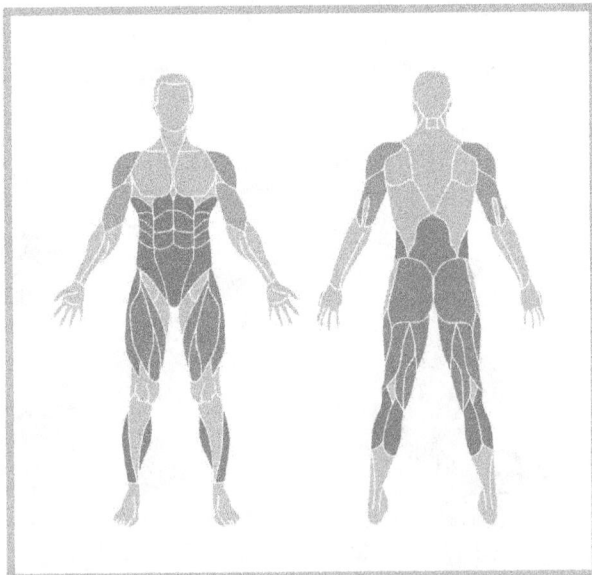

ВОЗРОЖДЕНИЕ

DAREBEE ВИИТ ТРЕНИРОВКА © darebee.com

УРОВЕНЬ I 3 подхода **УРОВЕНЬ II** 5 подходов **УРОВЕНЬ III** 7 подходов | отдых 2 мин

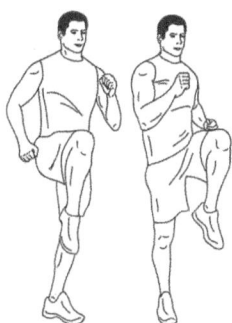

30сек высокие подъемы колена

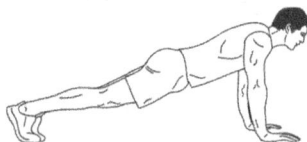

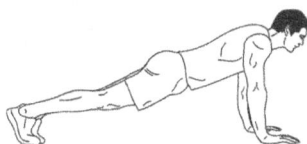

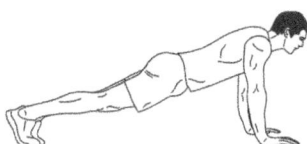

20сек планка

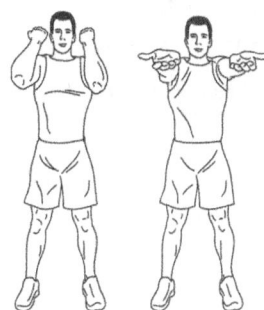

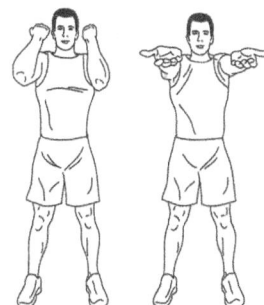

10сек растяжка на бицепс

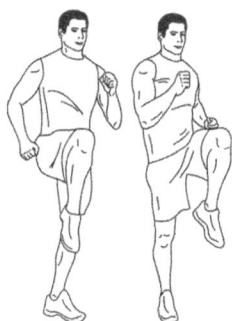

30сек высокие подъемы колена

20сек планка

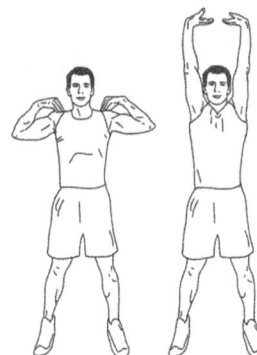

10сек касания плеча

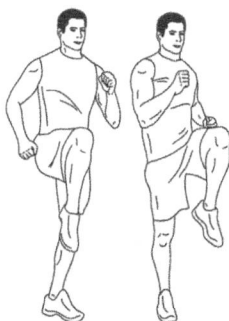

30сек высокие подъемы колена

20сек планка

10сек растяжка на бицепс

ОБНОВЛЕННАЯ

Обновленная тренировка достаточно сложна, чтобы заставить вас работать, но не слишком требовательна, чтобы заставить вас пожалеть об этом. Если вы чувствуете, что пора избавиться от паутины и провести полную дефрагментацию системы — это тренировка для вас.

Совет: держите тело прямо во время планки и полностью выкладывайтесь во время прыжков.

Цель: Сжигание Жира

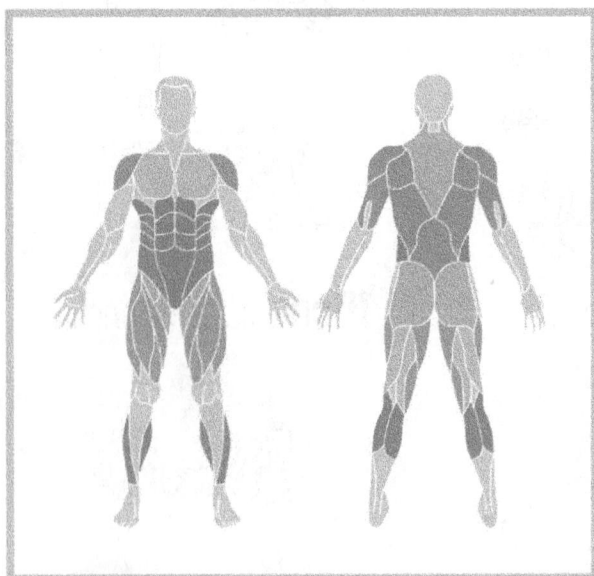

ОБНОВЛЕННАЯ

DAREBEE ВИИТ ТРЕНИРОВКА © darebee.com

УРОВЕНЬ I 3 подхода **УРОВЕНЬ II** 5 подходов **УРОВЕНЬ III** 7 подходов | 2 мин отдых

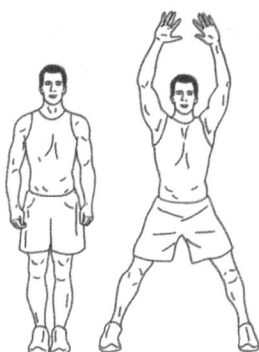

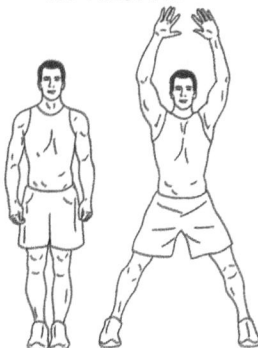

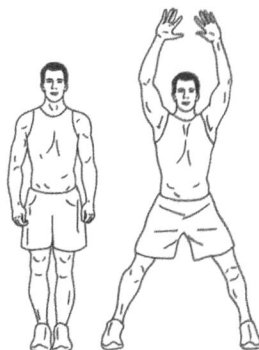

20сек прыжки "ноги вместе, ноги врозь"

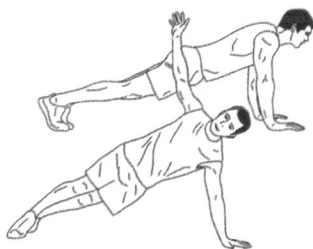

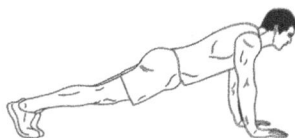

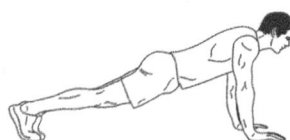

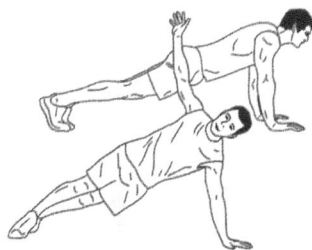

20сек повороты из планки

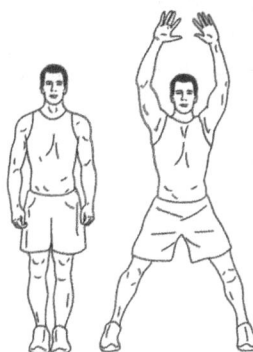

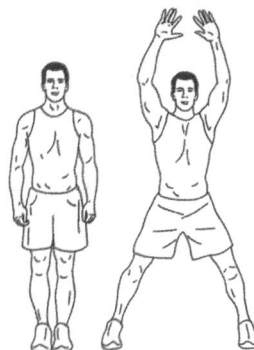

20сек прыжки "ноги вместе, ноги врозь"

20сек планка

20сек прыжки "ноги вместе, ноги врозь"

20сек планка

20сек прыжки "ноги вместе, ноги врозь"

20сек повороты из планки

20сек прыжки "ноги вместе, ноги врозь"

РИКОШЕТ

Боевые движения в сочетании с калистеникой создают интересную задачу: мышцы должны работать реактивно и с сопротивлением, что означает, что динамический диапазон движений подвергается двойному испытанию. *Рикошет* — это тренировка, которая утомит вас быстрее, чем вы ожидаете, а заодно она бросит вызов вашей физической форме. Опять же — это то, для чего вы здесь.

Цель: Сжигание Жира

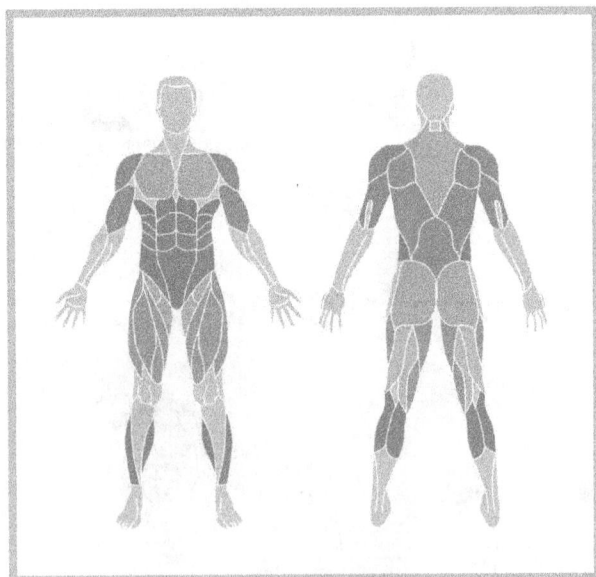

РИКОШЕТ

DAREBEE ВИИТ ТРЕНИРОВКА © darebee.com

Уровень I 3 подхода **Уровень II** 5 подходов **Уровень III** 7 подходов

2 минуты отдыха между подходами

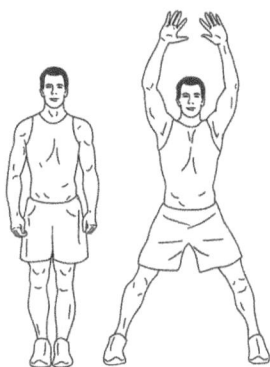

30сек прыжки "ноги вместе, ноги врозь"

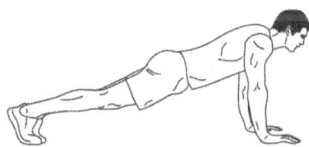

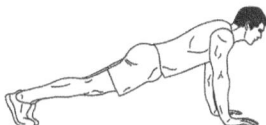

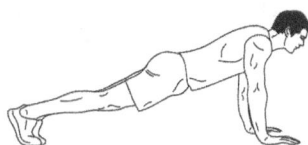

15сек планка

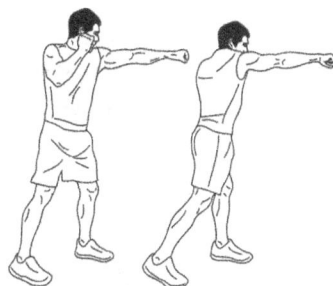

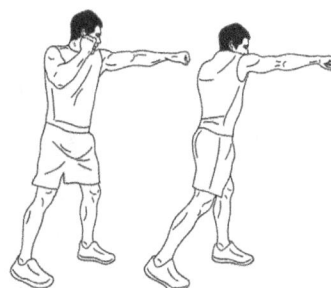

15сек прямые удары

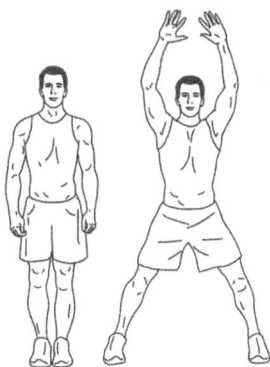

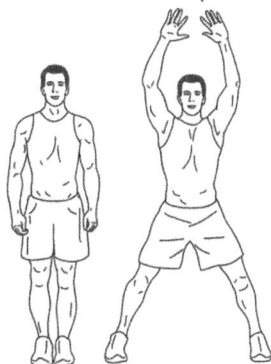

30сек прыжки "ноги вместе, ноги врозь"

15сек касания плеча

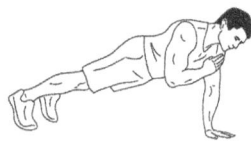

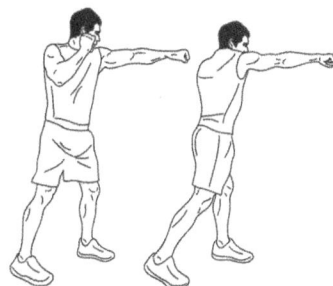

15сек прямые удары

30сек прыжки "ноги вместе, ноги врозь"

15сек планка

15сек прямые удары

83 СНОГСШИБАТЕЛЬНЫЙ ПРЕСС

Сногсшибательный пресс не получить просто так. Наш комплекс упражнений поможет вам стать ближе к обладанию такого пресса (и ягодицы тоже будут работать).

Совет: не торопитесь и сосредоточьтесь на технике. При выполнении подъемов ног опускайте ступни почти до пола, а затем снова поднимайте.

Цель: Пресс

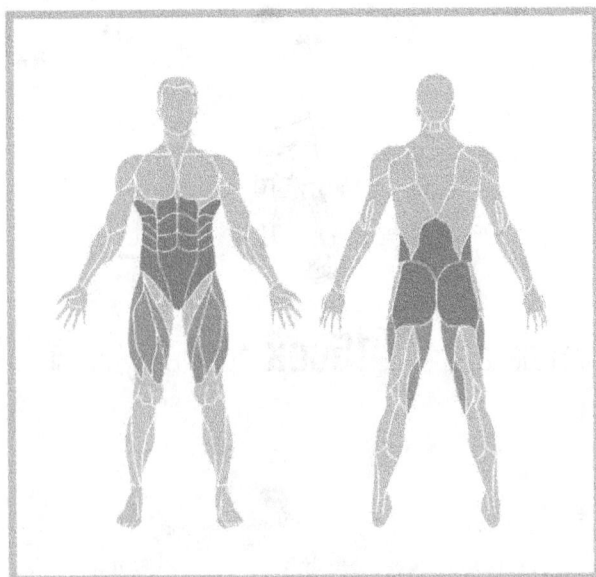

СНОГСШИБАТЕЛЬНЫЙ
ПРЕСС

ТРЕНИРОВКА ОТ DAREBEE © darebee.com

УРОВЕНЬ I 3 подхода **УРОВЕНЬ II** 4 подхода **УРОВЕНЬ III** 5 подходов **ОТДЫХ** до 2 мин

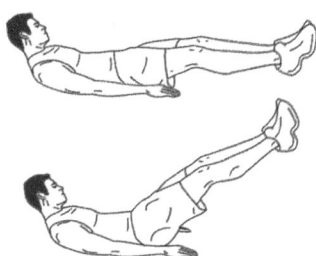

10 подъемов ног

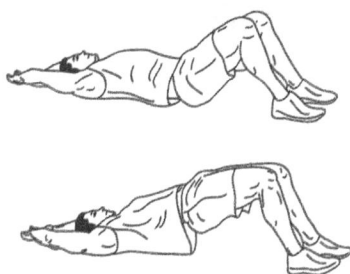

5 мостиков

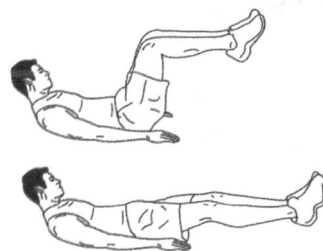

10 рывков ногами

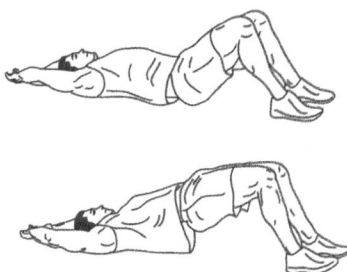

5 мостиков

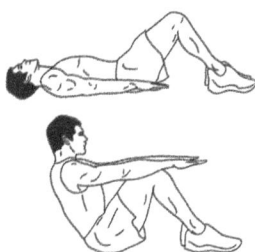

10 подъемов корпуса

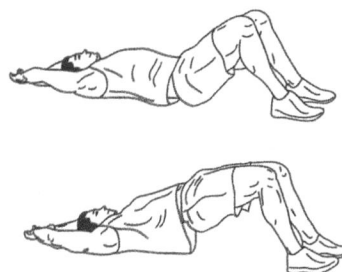

5 мостиков

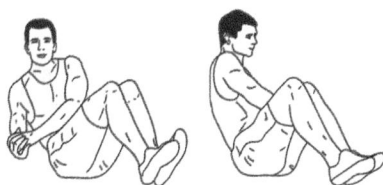

10 поворотов корпуса
"русский твист"

84 СОЗДАНИЕ БУНТАРЯ

Станьте тем, кого сложно убить с помощью тренировки *Создание Бунтаря*! Держите корпус напряженным и стабилизируйте свое тело во время выполнения отжиманий с касанием плеча и касаний плеча в планке — для этого вы можете расставить ступни дальше друг от друга. Держите руки поднятыми при нанесении ударов руками и защищайте подбородок.

Цель: Боевые Искусства

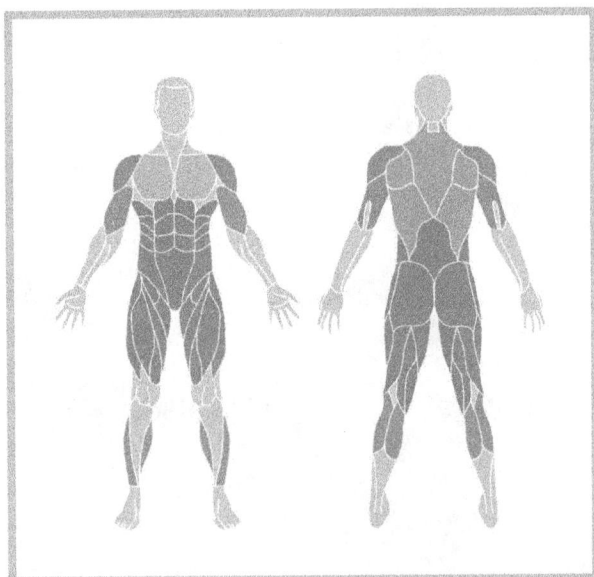

СОЗДАНИЕ БУНТАРЯ

ТРЕНИРОВКА ОТ DAREBEE © darebee.com

УРОВЕНЬ I 3 подхода **УРОВЕНЬ II** 5 подходов **УРОВЕНЬ III** 7 подходов **ОТДЫХ** до 2 мин

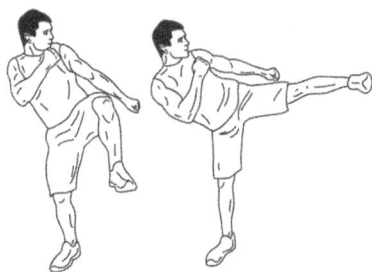

20 боковых ударов

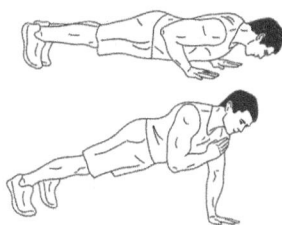

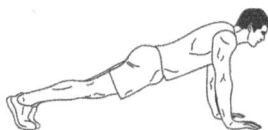

10 отжиманий
с касанием плеча

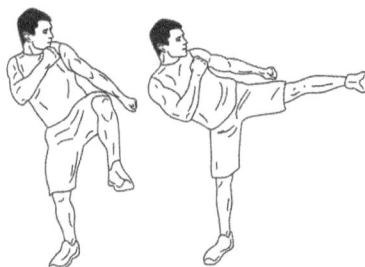

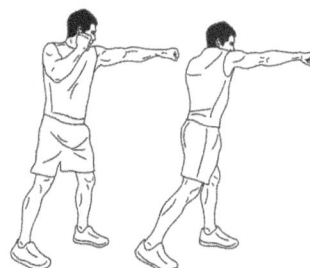

20 боковых ударов

10 касаний плеча

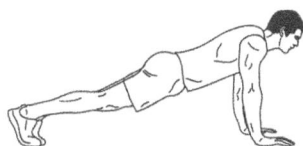

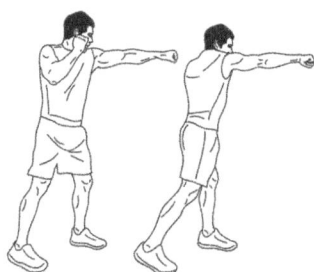

СЧИТАЯ ДО 10 планка

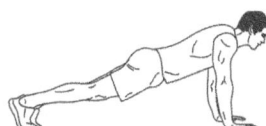

10 касаний плеча

20 прямых ударов

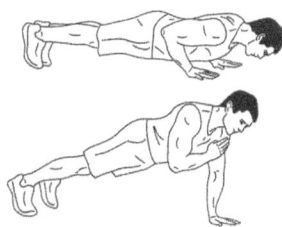

10 отжиманий
с касанием плеча

20 прямых ударов

85 СИРЕНА

Поработайте над своей аэробной выносливостью, балансом и координацией с помощью тренировки *Сирена*. Сосредоточьтесь на технике и контролируйте ваше дыхание во время всей этой круговой тренировки. После того, как вы выполнили прыжки, постарайтесь делать ровные, глубокие вдохи во время последующих упражнений. Далее, при выполнении подъемов ног в сторону, поднимайте ногу до уровня талии и меняйте сторону при каждом повторении.

Цель: Сжигание Жира

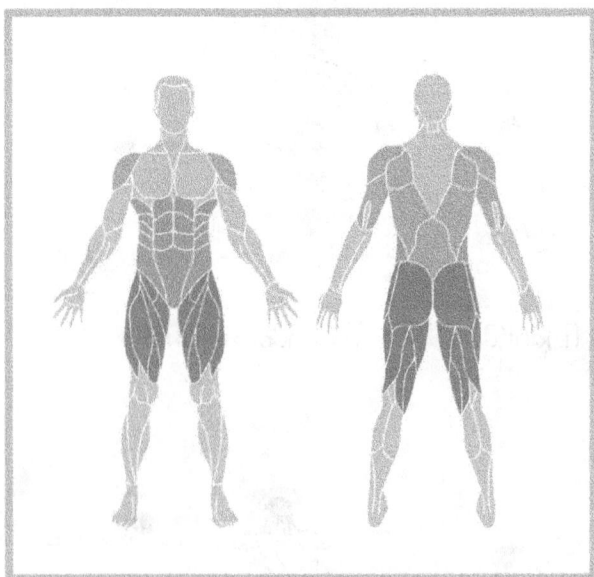

СИРЕНА

ТРЕНИРОВКА ОТ DAREBEE © darebee.com

УРОВЕНЬ I 3 подхода **УРОВЕНЬ II** 5 подходов **УРОВЕНЬ III** 7 подходов **ОТДЫХ** до 2 мин

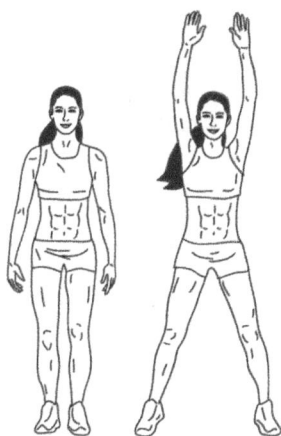

20 прыжков "ноги вместе, ноги врозь"

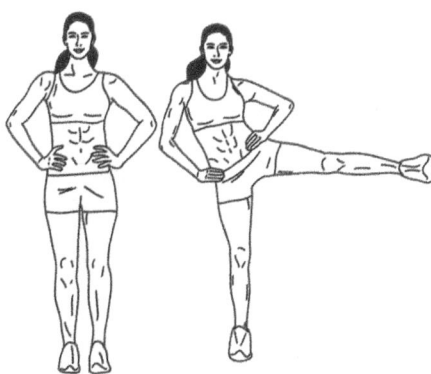

20 подъемов ноги в сторону

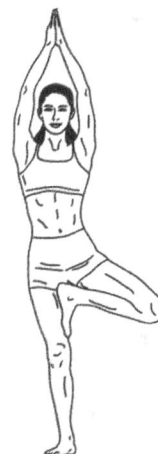

считая до 20 удержание равновесия

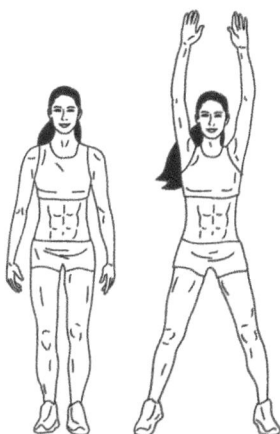

20 прыжков "ноги вместе, ноги врозь"

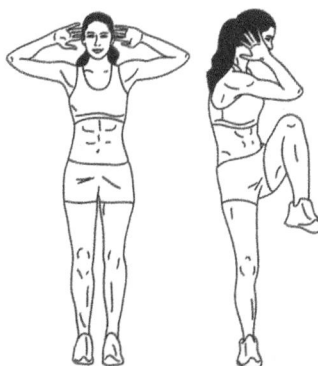

20 движений "колено-к-локтю"

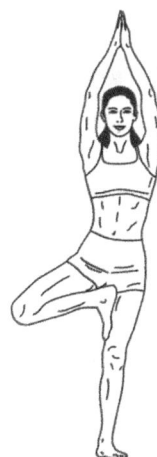

считая до 20 удержание равновесия

УСМИРИТЕЛЬ НЕБЕС

Раскройте внутреннюю силу и взлетите в небо с помощью тренировки *Усмиритель Небес*! Простые, но эффективные комбо-движения проработают все ваше тело и задействуют несколько групп мышц, что позволит вам воспользоваться всеми преимуществами тренировок с собственным весом. Дайте волю своему телу, следите за техникой, но не забывайте получать удовольствие от процесса!

Цель: Боевые Искусства

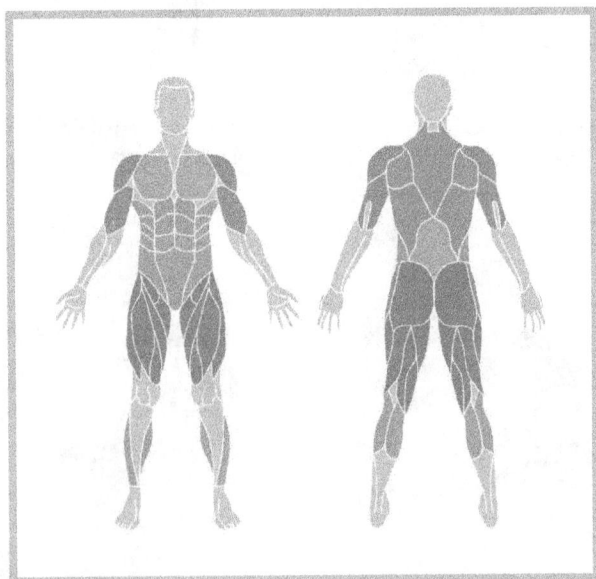

УСМИРИТЕЛЬ НЕБЕС

ТРЕНИРОВКА ОТ DAREBEE © darebee.com

УРОВЕНЬ I 3 подхода **УРОВЕНЬ II** 5 подходов **УРОВЕНЬ III** 7 подходов **ОТДЫХ** до 2 мин

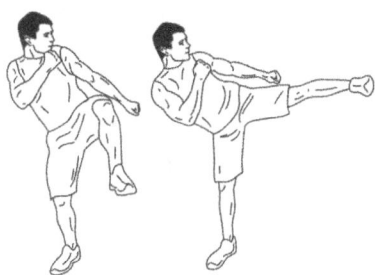

20 боковых ударов

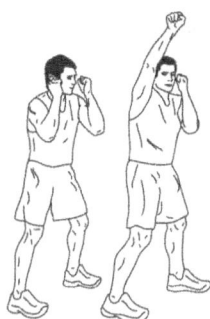

20 ударов вверх

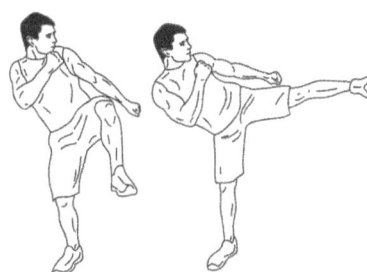

20 боковых ударов

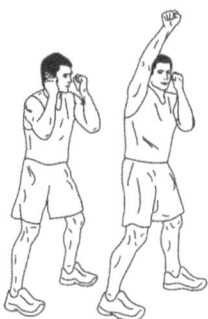

20 ударов вверх

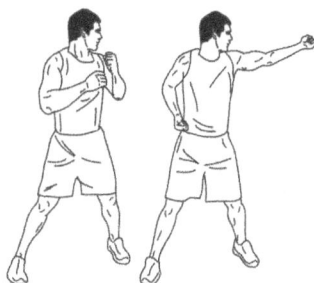

20 ударов в сторону

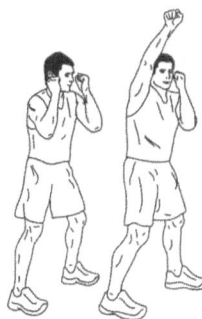

20 ударов вверх

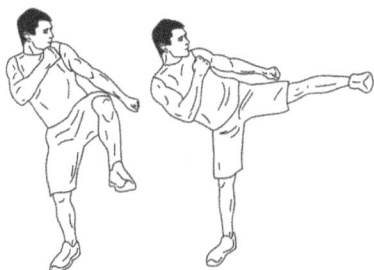

20 боковых ударов

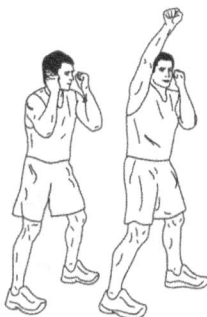

20 ударов вверх

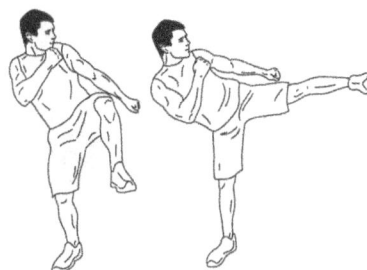

20 боковых ударов

Я – ЭТО ШТОРМ

Тренируйте аэробные способности и мышцы верхней части тела одновременно с помощью тренировки *Я – Это Шторм*. Держите руки поднятыми на протяжении всей первой линии упражнений и выкладывайтесь во время выполнения прыжков, чтобы получить максимальную отдачу от этого занятия.

Цель: Сжигание Жира

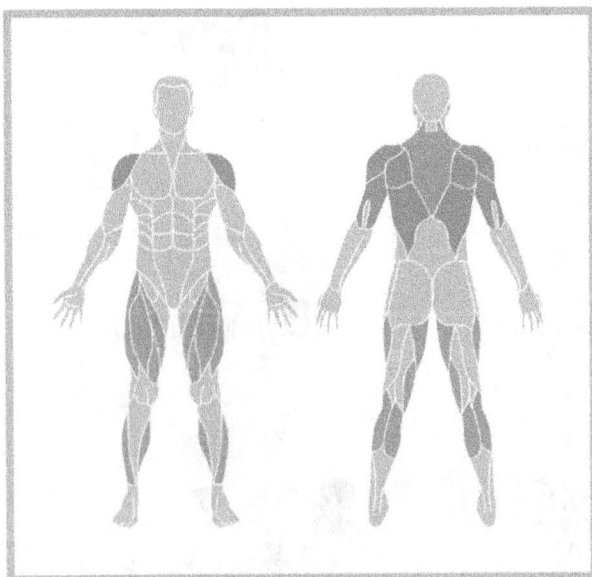

Я -ЭТО ШТОРМ

ТРЕНИРОВКА ОТ DAREBEE © darebee.com

Уровень I 3 подхода **Уровень II** 5 подходов **Уровень III** 7 подходов | отдых 2 мин

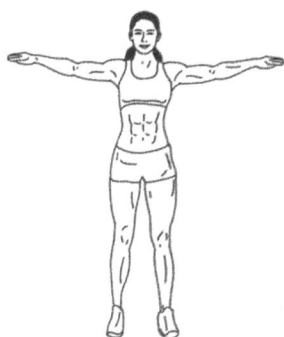

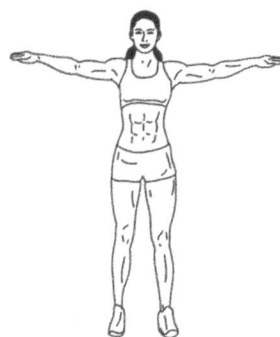

20сек удержание   **20сек** круги руками   **20сек** удержание

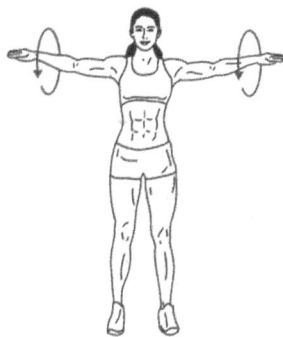

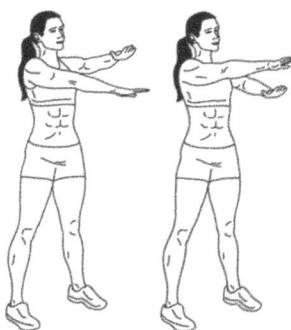

20сек "ножницы"   **20сек** прыжки "ноги вместе, ноги врозь"   **20сек** "ножницы"

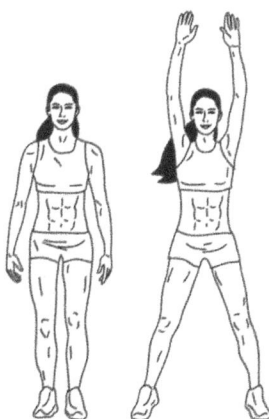

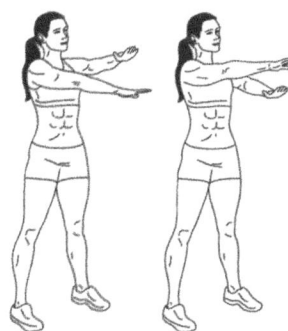

88 БОГАТЫРЬ

В тренировке *Богатырь* цифры имеют значение, так как количество повторений быстро увеличивается и температура тела повышается. Это тренировка уровня сложности IV, которая помогает наращивать мышечную силу и сопротивляться усталости. Она нацелена на все тело и помогает наращивать поддерживающие группы мышц, которые не часто используются в тренировочных процессах. Это преобразующая тренировка. Все, что вам нужно сделать, это перебраться на другую сторону.

Цель: Сила & Тонус

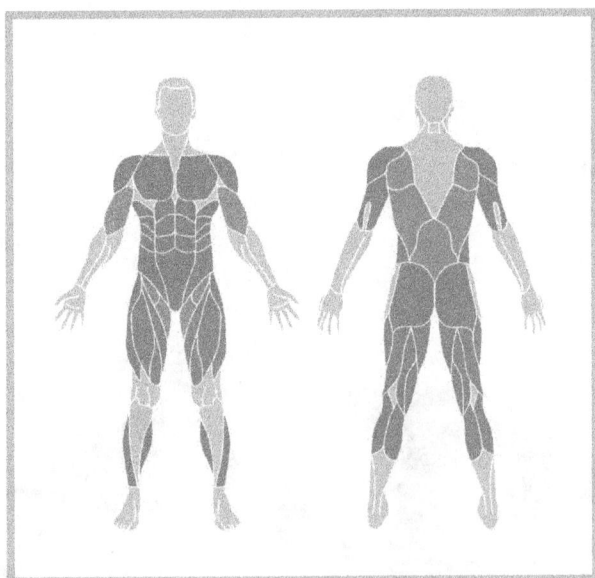

БОГАТЫРЬ

ТРЕНИРОВКА ОТ DAREBEE © darebee.com

УРОВЕНЬ I 3 подхода **УРОВЕНЬ II** 5 подходов **УРОВЕНЬ III** 7 подходов **ОТДЫХ** до 2 мин

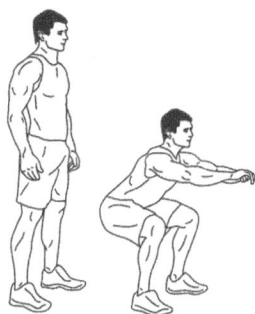

20 приседаний

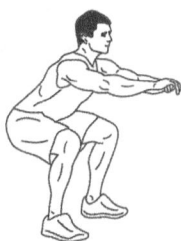

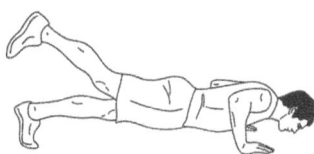

СЧИТАЯ ДО 20 удержание

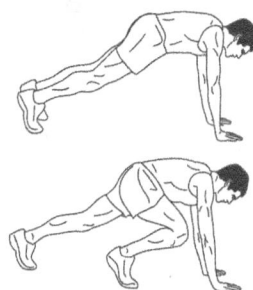

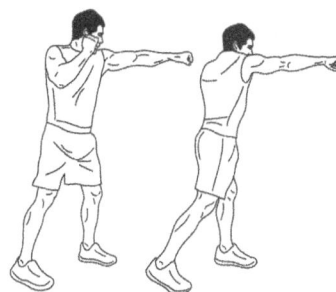

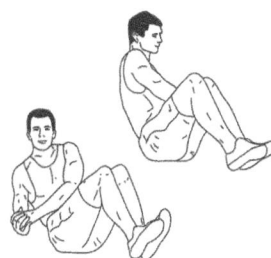

20 медленных "скалолазов"

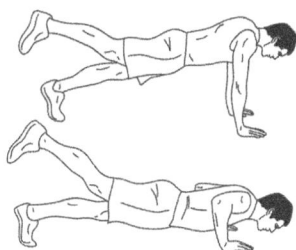

20 отжиманий

СЧИТАЯ ДО 20 удержание

20 прямых ударов

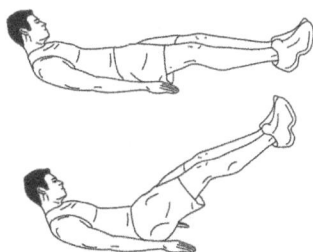

20 подъемов ног

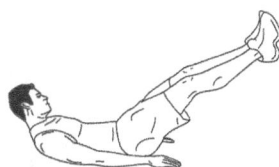

СЧИТАЯ ДО 20 удержание

20 поворотов торса "русский твист"

89 СУПЕРСЖИГАНИЕ

Перенесите свое тело в зону суперсжигания с помощью этой тренировки и вы гарантированно получите суперпотоотделение! Двигайтесь как можно быстрее и старайтесь делать одинаковое количество повторений при выполнении каждого упражнения. Держите руки поднятыми на протяжении второго ряда упражнений и стремитесь делать как минимум 10 базовых бёрпи (без отжиманий) за 20 секунд каждый раз, чтобы получить от этого упражнения максимальную отдачу. Отдышитесь и повторите!

Цель: Сжигание Жира

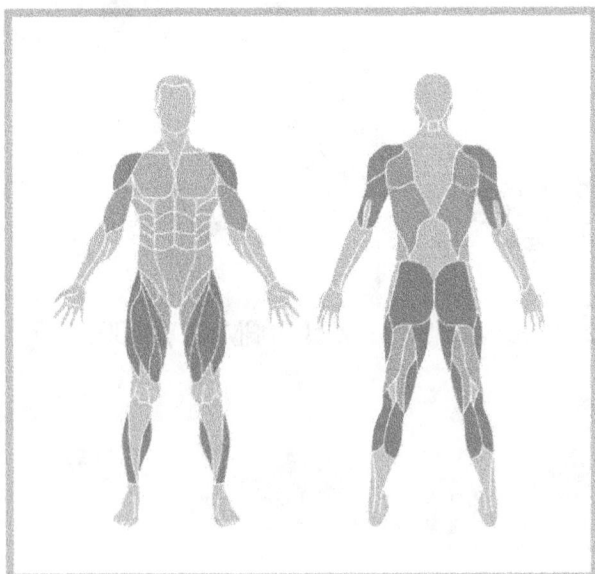

СУПЕРСЖИГАНИЕ

DAREBEE ВИИТ ТРЕНИРОВКА © darebee.com

Уровень I 3 подхода **Уровень II** 5 подходов **Уровень III** 7 подходов | отдых 2 мин

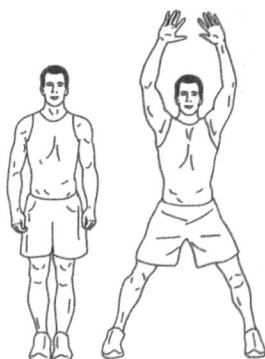

20сек прыжки "ноги вместе, ноги врозь"

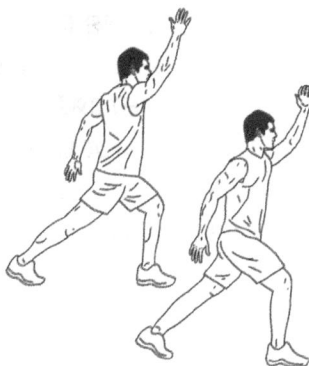

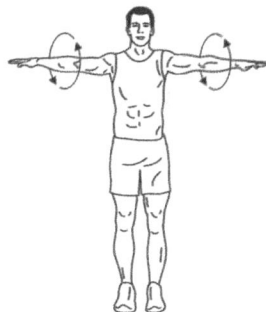

20сек прыжки с переменой ног

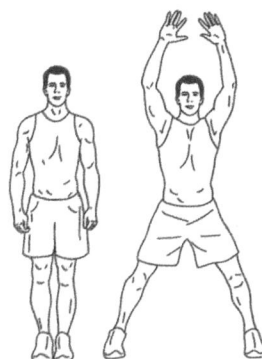

20сек прыжки "ноги вместе, ноги врозь"

20сек круги руками

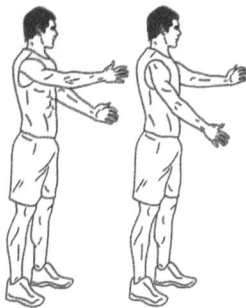

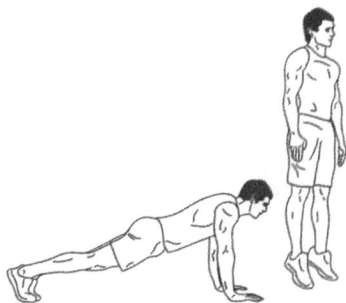

20сек вертикальные "ножницы"

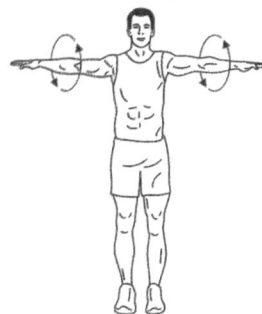

20сек круги руками

20сек базовые берпи

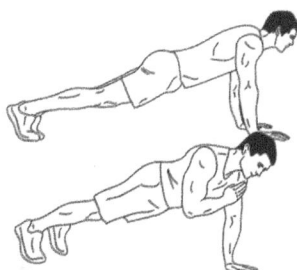

20сек касаний плеча

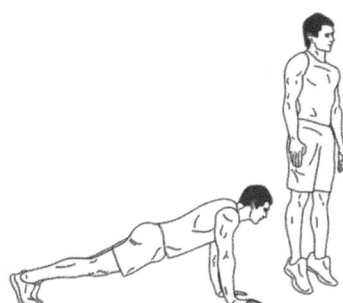

20сек базовые берпи

90 ПРЕСС СУПЕРГЕРОЯ

Супергерои борются со злом и сражаются за добро, и это практически работа на полную ставку, но в свободное время они работают над своим прессом (вы, должно быть, это заметили!). Чтобы получить такой вид волнистой, тугой стены живота, которая просто проявляется, когда вы одеты в спандекс, вам нужна тренировка супергероя. Это тренировка уровня сложности IV, поэтому новичкам не нужно подавать заявку (опять же, ранги супергероев никогда не пополняются новичками). Сделайте этот комлекс частью своих регулярных тренировок — занимайтесь хотя бы раз в неделю, а может и больше.

Цель: Пресс

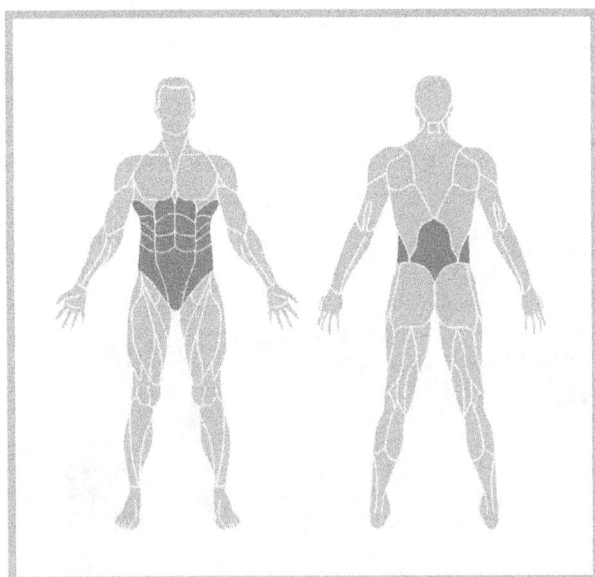

ПРЕСС СУПЕРГЕРОЯ

ТРЕНИРОВКА ОТ DAREBEE © darebee.com

60 секунд отдыха между упражнениями

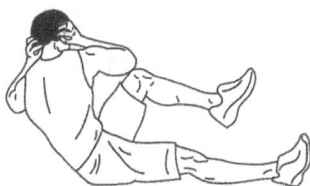

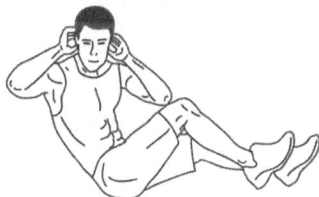

20 движений "колено-к-локтю" **x 4 подхода**
20 секунд отдыха между подходами

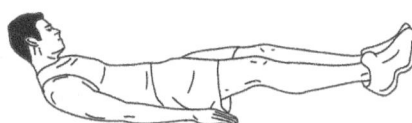

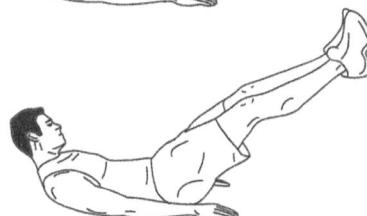

20 подъемов ног **x 4 подхода**
20 секунд отдыха между подходами

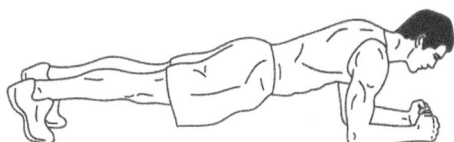

2 минуты планка на локтях
повторить один раз

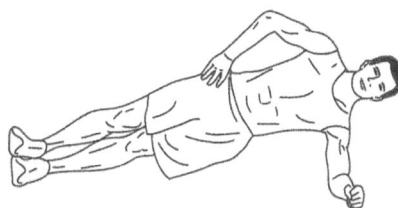

2 минуты боковая планка
одна минута каждая сторона | повторить 1 раз

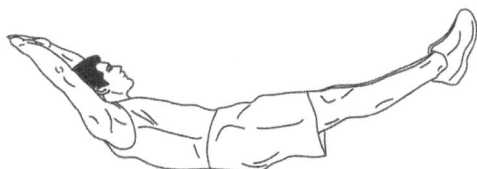

2 минуты удержание
повторить один раз

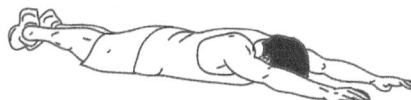

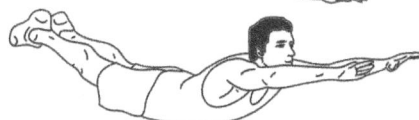

10 растяжек "супермен" **x 4 подхода**
20 секунд отдыха между подходами

91   СУПЕР ВИИТ

Время от времени вы действительно чувствуете себя «перезагруженными» после ВИИТ — такого типа тренировок, которые перегревают ваши мышцы, заставляют вас сильно потеть и после которых вы чувствуете себя полностью разбитыми. Для таких сессий есть веские причины и они связаны с повышением уровня физической активности. Поднимайте колени до уровня пояса во время выполнения высоких подъемов колена, синхронизируйте руки и ноги и постарайтесь сделать как можно больше повторений в каждом 20-секундном сегменте. Даже выполняемая один раз в месяц, эта конкретная ВИИТ-тренировка принесет ощутимые изменения в общей физической работоспособности.

Цель: Сжигание Жира

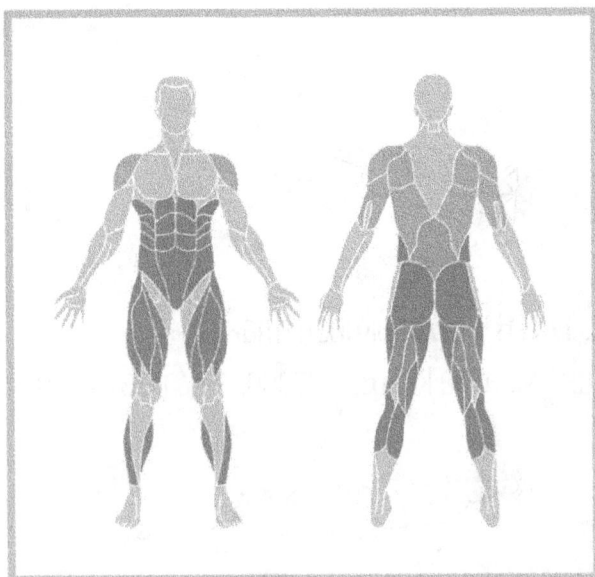

СУПЕР ВИИТ

ТРЕНИРОВКА ОТ DAREBEE © darebee.com

Уровень I 3 подхода **Уровень II** 5 подходов **Уровень III** 7 подходов | отдых 2 мин

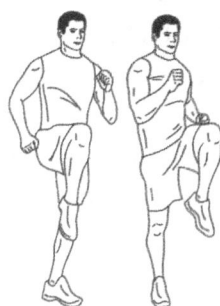

30сек высокие подъемы колена

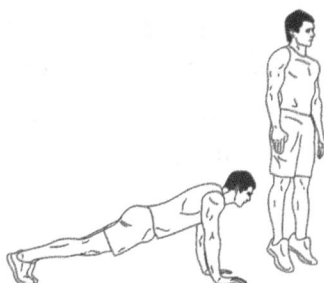

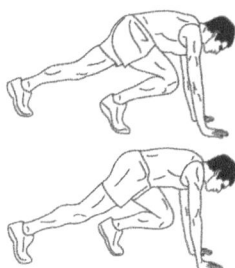

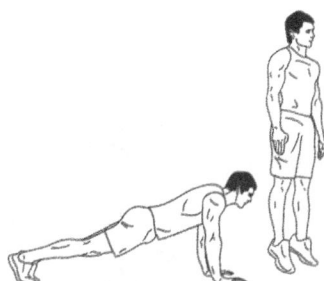

30сек базовые берпи

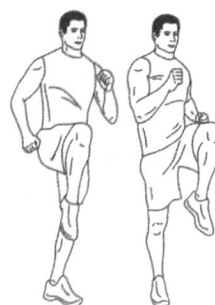

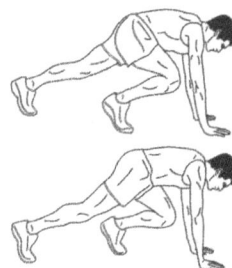

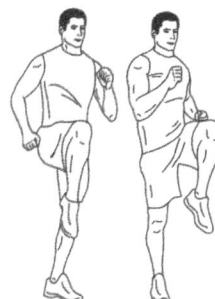

30сек высокие подъемы колена

30сек "скалолазы"

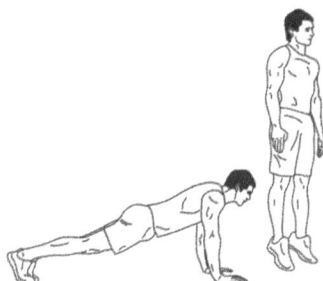

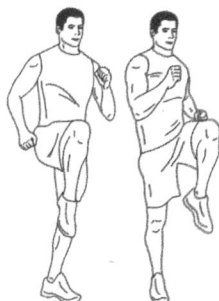

30сек базовые берпи

30сек "скалолазы"

30сек высокие подъемы колена

30сек базовые берпи

30сек высокие подъемы колена

92 СВЕРХЧЕЛОВЕК

Если вы были убежденными поклонниками Дэрэби с самого первого дня и сумели выполнить каждую из наших 999 тренировок, совмещая с этим работу, жизнь и здравомыслие, мы преклоняемся перед вами, потому что к настоящему времени вы действительно стали сверхлюдьми, а это значит, что вы действительно заслуживаете нашего 1000-го предложения. Сверхчеловеческая тренировка нагружает почти все мышцы вашего тела, а затем требует дополнительной работы от тех сухожилий, которые влияют на поддерживающие группы мышц и осанку.

Цель: Сжигание Жира

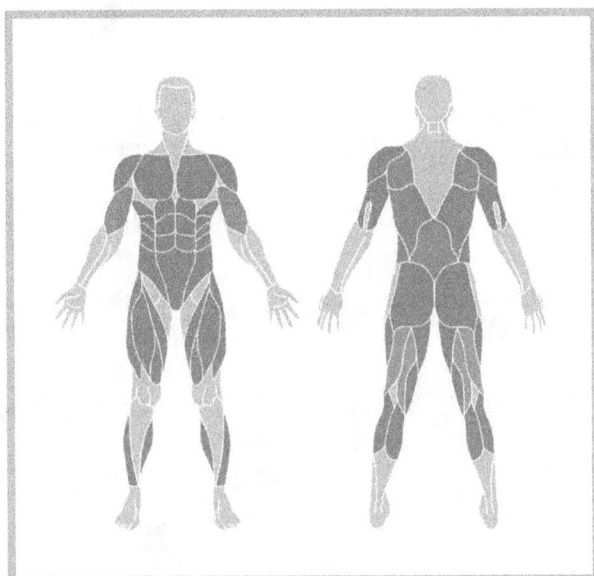

СВЕР☓ЧЕЛОВЕК

ТРЕНИРОВКА ОТ DAREBEE © darebee.com

УРОВЕНЬ I 3 подхода **УРОВЕНЬ II** 5 подходов **УРОВЕНЬ III** 7 подходов **ОТДЫХ** до 2 мин

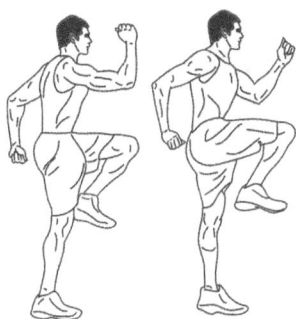

40 высоких шагов

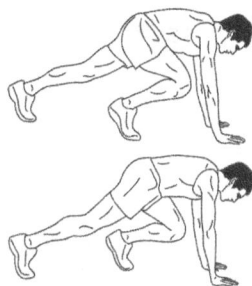

40 "скалолазов"

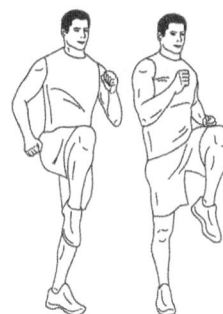

80 высоких подъемов колена

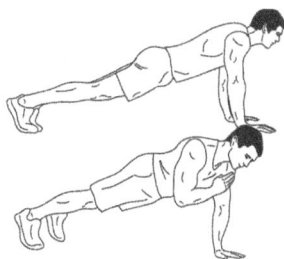

20 касаний плеча

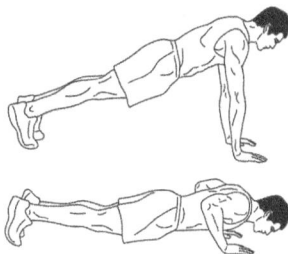

20 отжиманий

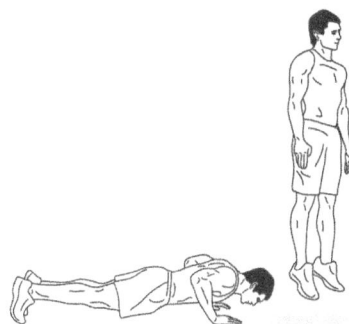

20 берпи

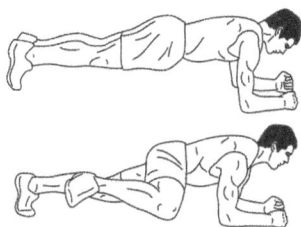

40 отведений колена в планке на локтях

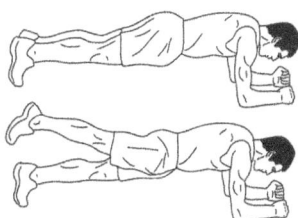

40 подъемов ноги в планке на локтях

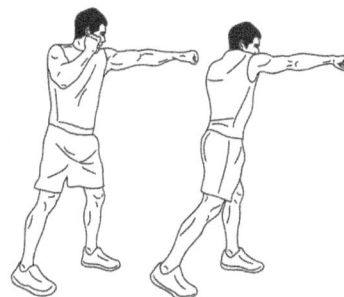

80 прямых ударов

93 ЗОНА ПОТА

Тренировка *Зона Пота* полностью оправдывает свое название, так как задействует все основные группы мышц тела (вместе с рядом вспомогательных групп мышц) в сильных, динамичных движениях. Это тренировка уровня сложности IV, вы понимаете, почему мы вас об этом предупредили.

Цель: Сжигание Жира

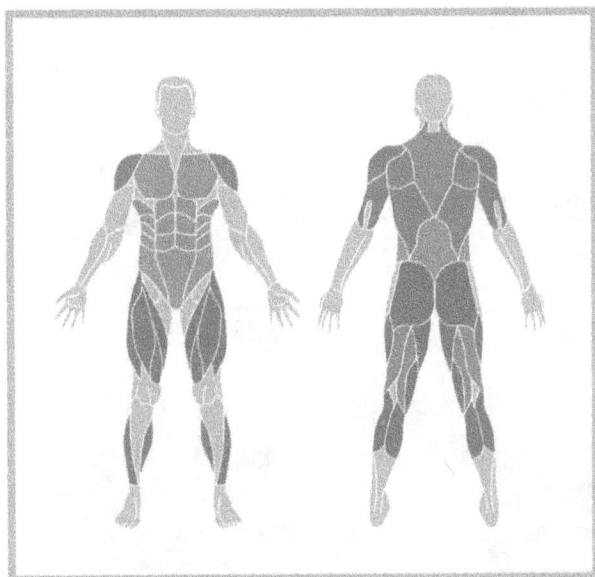

ЗОНА ПОТА

DAREBEE ВИИТ ТРЕНИРОВКА © darebee.com

Уровень I 3 подхода Уровень II 5 подходов Уровень III 7 подходов | отдых 2 мин

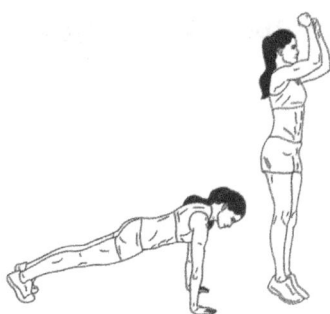

20сек базовые берпи

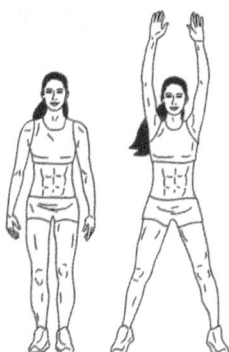

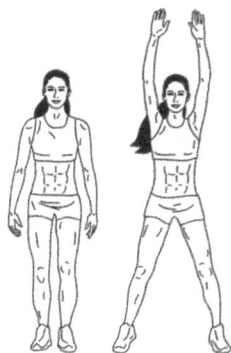

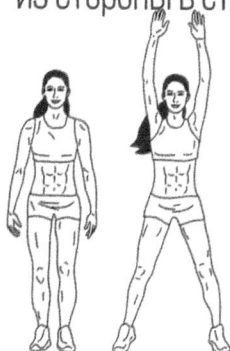

20сек прыжки "ноги вместе, ноги врозь"

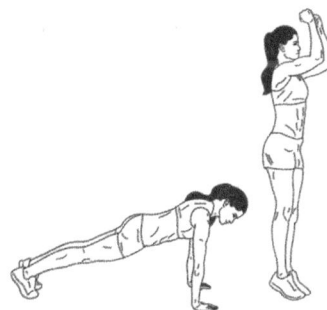

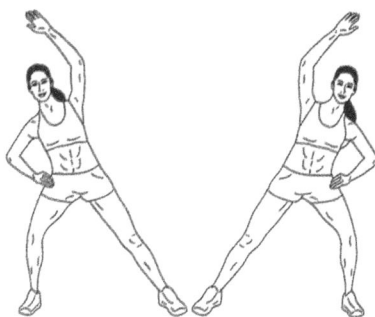

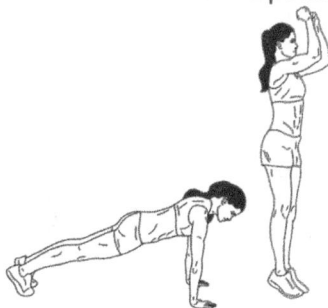

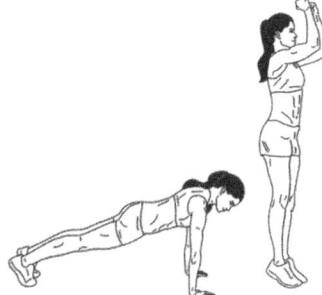

20сек базовые берпи

20сек прыжки "ноги вместе, ноги врозь"

20сек движения из стороны в сторону

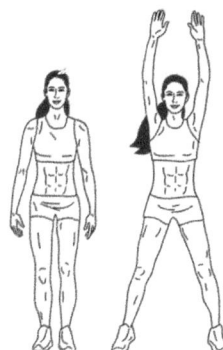

20сек прыжки "ноги вместе, ноги врозь"

20сек базовые берпи

20сек прыжки "ноги вместе, ноги врозь"

20сек базовые берпи

ЦЕЛЬ: ПРЕСС

Пресс — это больше, чем просто крутой вид из шести кубиков. Сильный пресс помогает телу работать быстрее и эффективнее. Развитые мышцы пресса помогают поддерживать лучшую осанку, противостоять усталости, усиливают передачу силы от верхней части тела к нижней и наоборот, а также лучше поддерживают нижнюю часть спины и позвоночник. Как следует из названия, *Цель: Пресс* — это тренировка, нацеленная на пресс и вы знаете, что вам нужно делать.

Цель: Пресс

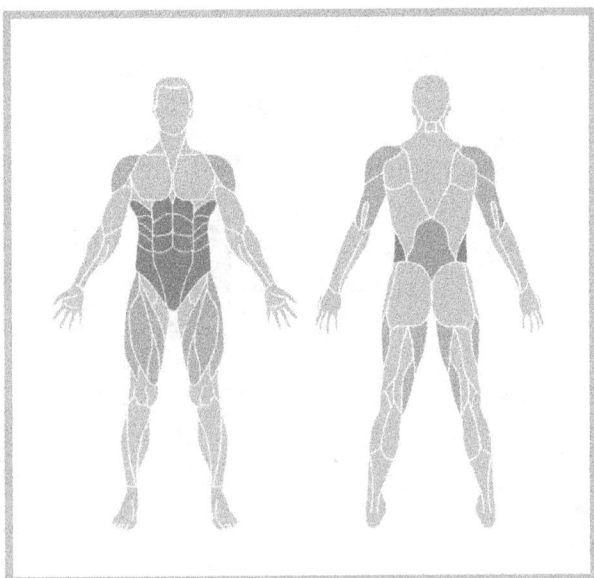

ЦЕЛЬ: ПРЕСС

ТРЕНИРОВКА ОТ DAREBEE © darebee.com

30 секунд каждое упражнение **3 подхода всего**

60 секунд отдыха между подходами

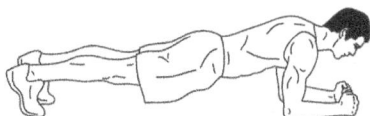

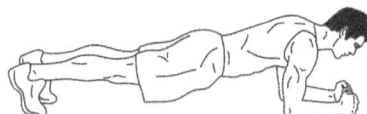

планка на локтях

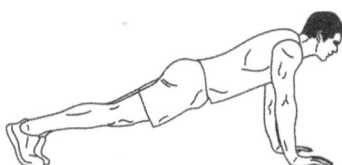

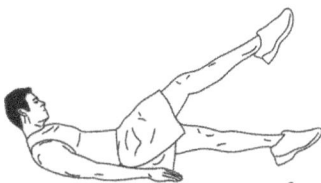

планка

планка на локтях

махи ногами

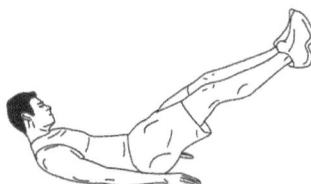

удержание поднятых ног

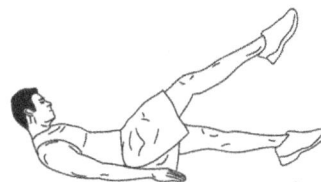

махи ногами

95

УЛЬТИМАТУМ

Боевые движения и сопутствующие им упражнения на кондиционирование никогда не делают тренировку «легкой», а это значит, что если вам нужна легкая тренировка, то это не та, которую вы ищете. Ультиматум проведет вас через одно упражнение за другим, добавляя нагрузку к нагрузке, пока ваше тело не заноет, а пресс не закричит: «Хватит!». Не слушайте их. Идите до самого конца и не останавливайтесь.

Цель: Сила & Тонус

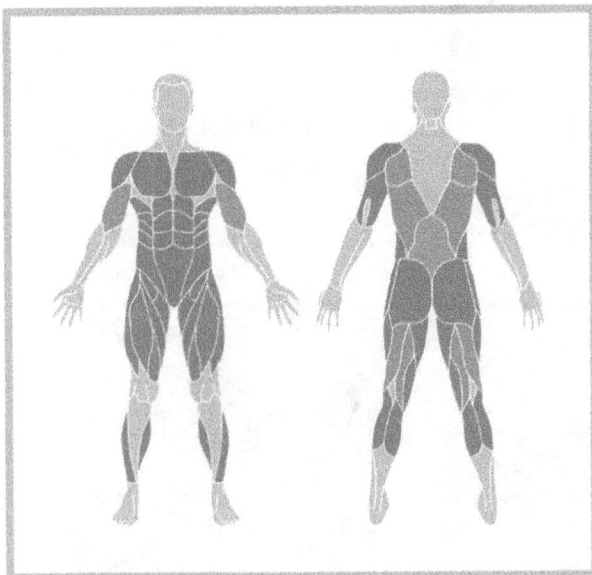

УЛЬТИМАТУМ

ТРЕНИРОВКА ОТ DAREBEE © darebee.com

УРОВЕНЬ I 3 подхода **УРОВЕНЬ II** 5 подходов **УРОВЕНЬ III** 7 подходов **ОТДЫХ** до 2 мин

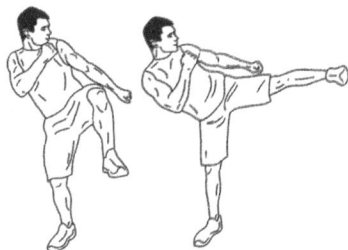

40 боковых ударов

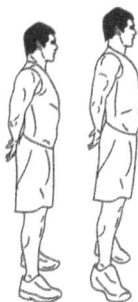

20 подъемов на носки

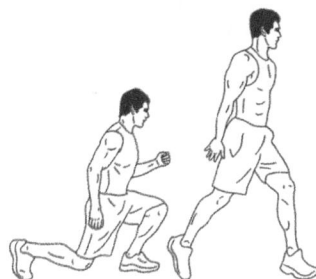

20 выпадов с прыжком

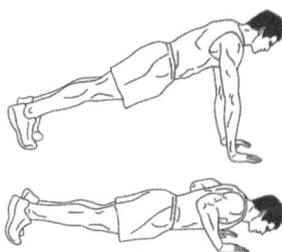

20 отжиманий

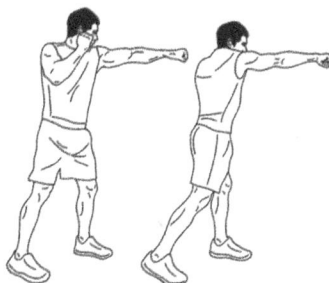

40 прямых ударов

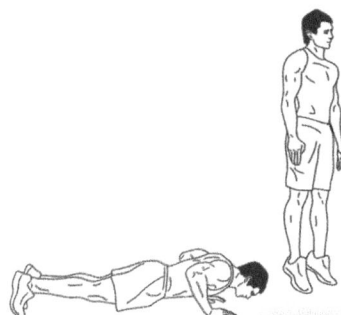

20 берпи

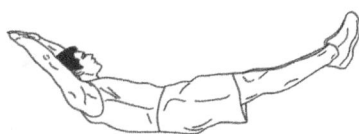

20сек "лодочка"

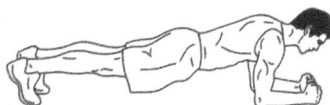

20сек планка на локтях

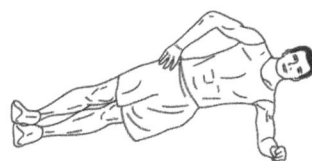

40сек боковая планка

96

ТРЕНИРУЕМ СУХОЖИЛИЯ

Тренировка на силу сухожилий верхней части тела поможет вам развить скорость и силу движений верхней части тела. Это не тяжелая тренировка, поэтому ее следует выполнять как можно чаще, чтобы добиться необходимых структурных изменений в сухожилиях.

Цель: Сила & Тонус

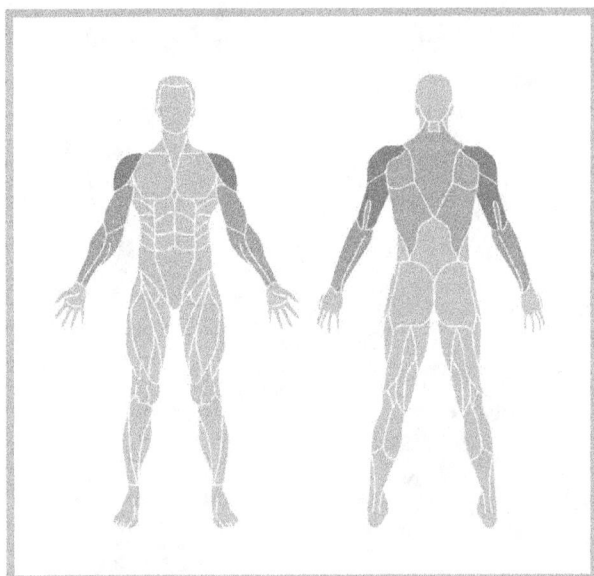

ТРЕНИРУЕМ СУХОЖИЛИЯ
ВЕРХНЕЙ ЧАСТИ ТЕЛА

ТРЕНИРОВКА ОТ DAREBEE © darebee.com

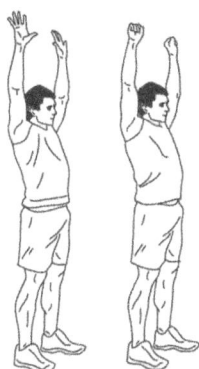

30сек сжать/разжать руки над головой

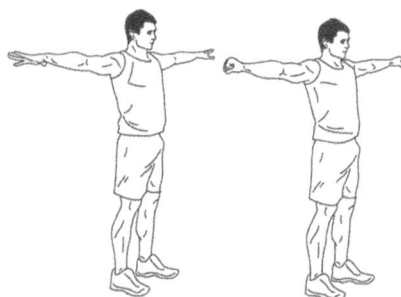

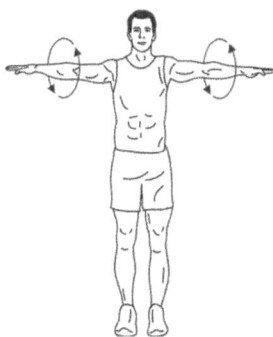

60сек сжать/разжать поднятые в стороны руки

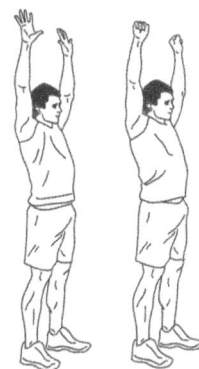

30сек сжать/разжать руки над головой

30сек круги руками

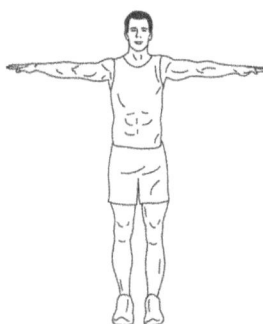

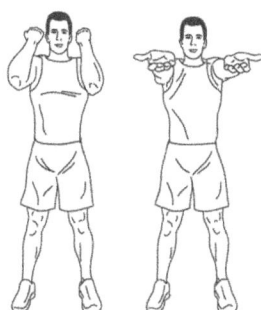

60сек удержание

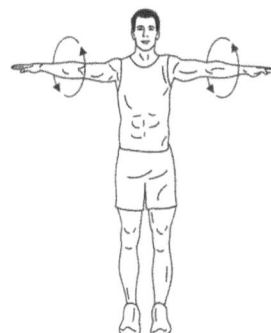

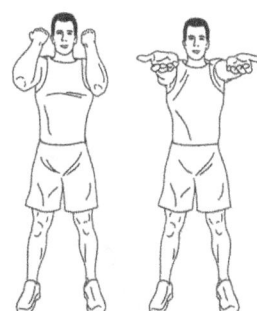

30сек круги руками

30сек растяжка на бицепс

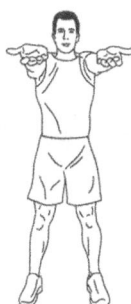

60сек удержание

30сек растяжка на бицепс

ТРЕНИРУЕМ ВЕРХНЮЮ ЧАСТЬ ТЕЛА

Сосредоточьтесь на технике, а не на скорости. Выполняя растяжку на бицепсы, убедитесь, что ваши локти направлены вперед — не опускайте их вниз и полностью разгибайте руки. Найдите свой ритм и оставайтесь с ним на протяжении всего круга. Как только напряжение нарастет, вы поймете, что это работает.

Цель: Сила & Тонус

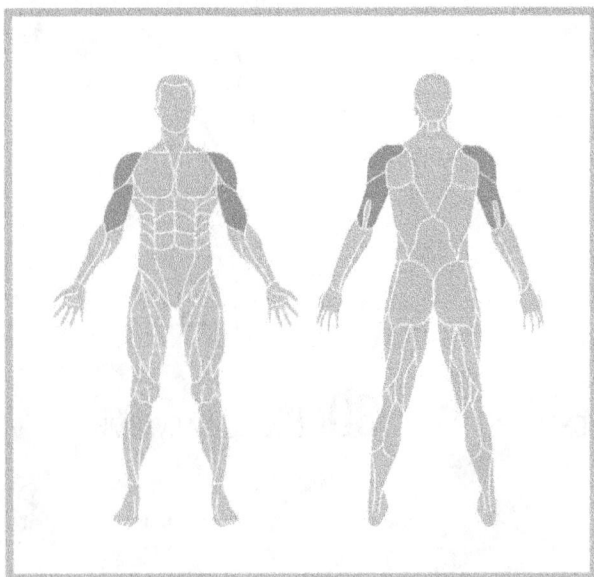

ТРЕНИРУЕМ ВЕРХНЮЮ ЧАСТЬ ТЕЛА

ТРЕНИРОВКА ОТ DAREBEE © darebee.com

УРОВЕНЬ I 3 подхода **УРОВЕНЬ II** 4 подхода **УРОВЕНЬ III** 5 подходов **ОТДЫХ** до 2 мин

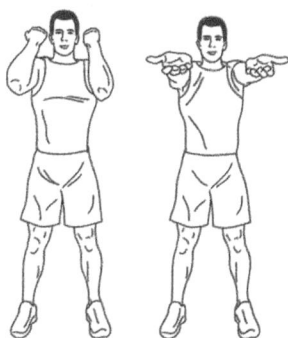

20 растяжек на бицепс

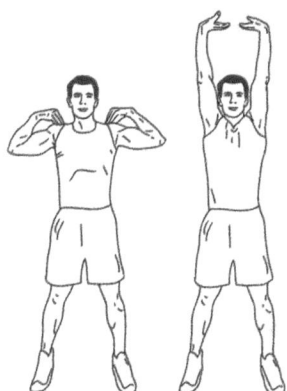

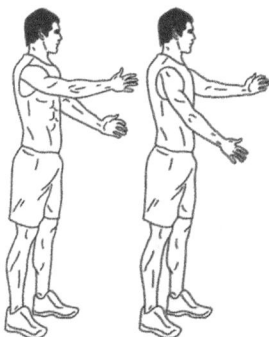

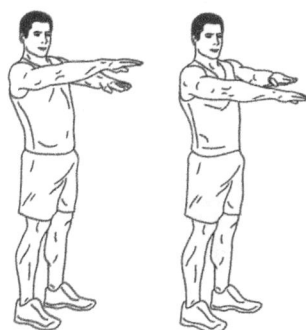

20 касаний плеча

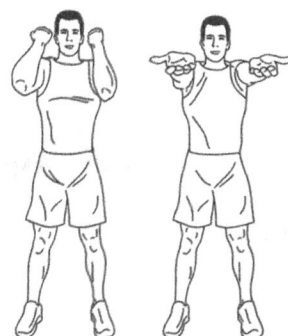

20 растяжек на бицепс

20 вертикальные "ножницы"

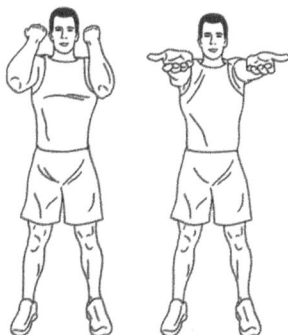

20 растяжек на бицепс

20 горизонтальные "ножницы"

98 ШАГАЙ, БЕГИ, ПОВТОРЯЙ!

Мы созданы, чтобы ходить и мы созданы для того, чтобы бегать. Это означает, что нашему телу нравится, когда мы тренируем мышцы, которые позволяют нам ходить и бегать, поэтому *Шагай, Беги, Повторяй!* — это тренировка, которая заставит вас чувствовать себя отлично после того, как вы ее закончите.

Цель: Сжигание Жира

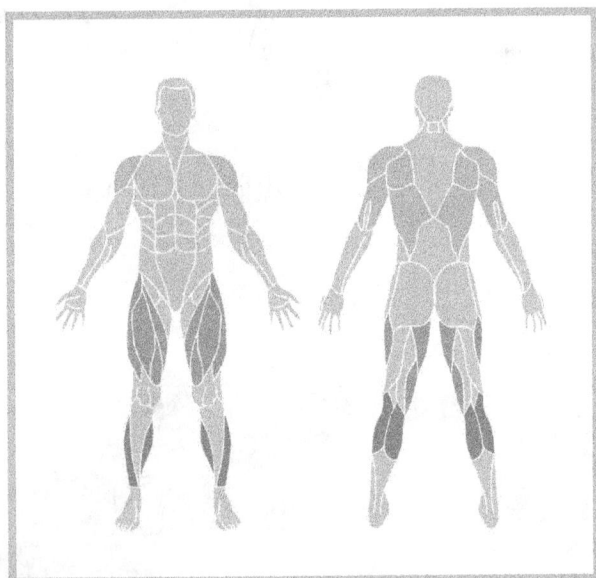

ВИИТ ТРЕНИРОВКА
ОТ DAREBEE
© darebee.com

Уровень I 3 подхода

Уровень II 5 подходов

Уровень III 7 подходов

2 минуты отдых

ШАГАЙ, БЕГИ, ПОВТОРЯЙ!

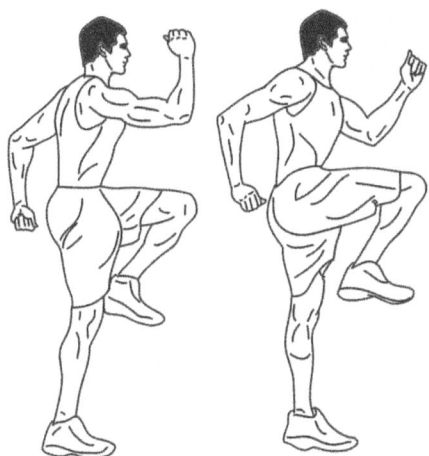

20 сек	высокие шаги
10 сек	высокие подъемы колена
20 сек	высокие шаги
10 сек	высокие подъемы колена
20 сек	высокие шаги
10 сек	высокие подъемы колена
20 сек	высокие шаги
10 сек	высокие подъемы колена

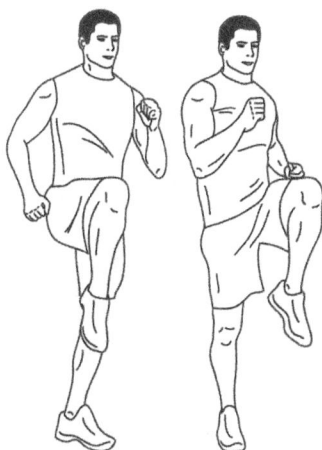

99 БЕЛЫЙ КРОЛИК

Ловкость, гибкость и быстрота — это сочетание тела и разума. Ваше тело будет хорошо двигаться только тогда, когда ваш разум будет руководствоваться необходимым внутренним моделированием. Тренировка *Белый Кролик* поможет вам развить все это, а это значит, что вы сможете развить все физические навыки, необходимые для лучшего контроля над телом.

Цель: Сжигание Жира

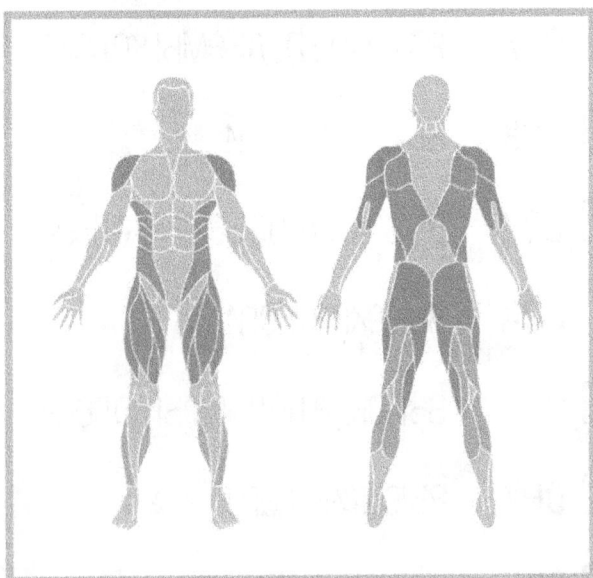

БЕЛЫЙ КРОЛИК

TРЕНИРОВКА ОТ DAREBEE © darebee.com

5 подходов всего | 2 минуты отдыха между подходами

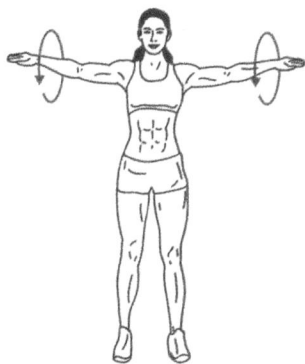

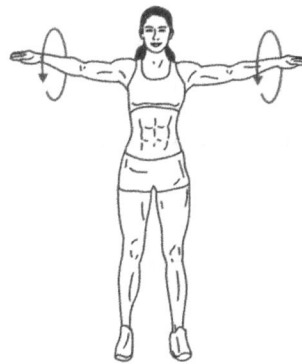

20 кругов руками   **20** движений из стороны в сторону   **20** кругов руками

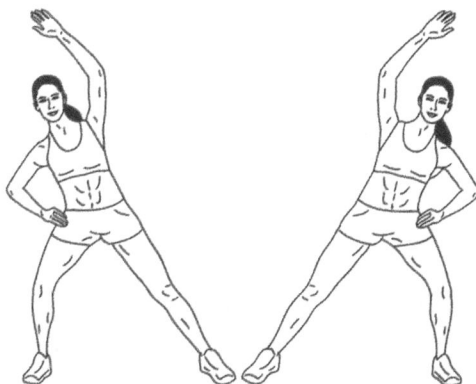

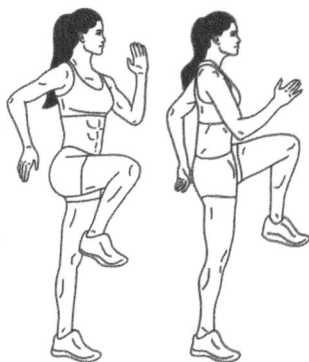

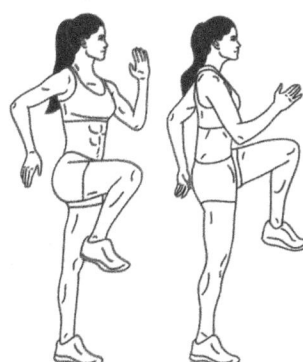

20 высоких шагов   **20** кругов руками   **20** высоких шагов

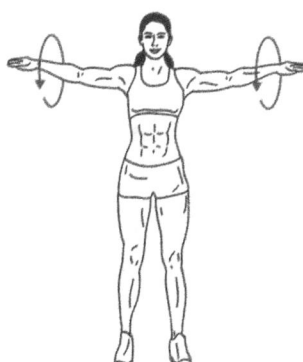

100 ЗОНА

Тренировка *Зона* — это наша классическая ВИИТ с достаточным количеством нагрузки, чтобы вы вспотели, но не настолько, чтобы вы упали без сил (она включает в себя активные перерывы). Это идеальный вариант, если вы хотите потренировать пресс и мышцы кора и получить хорошую тренировку легких. Классическая, простая и эффективная
.

Цель: Сжигание Жира

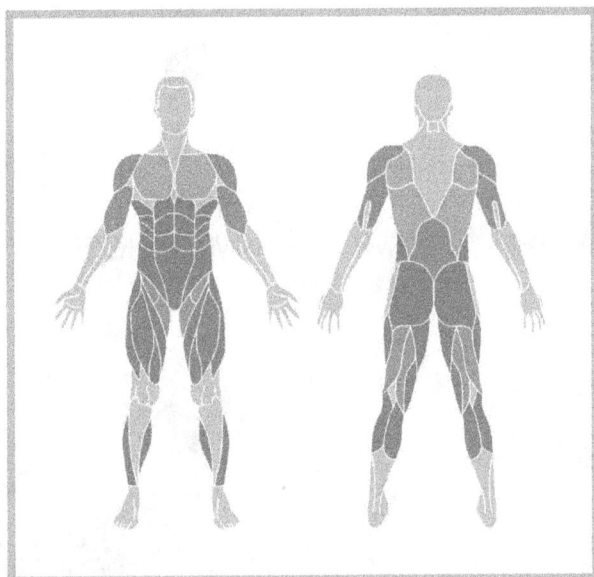

ЗОНА

DAREBEE ВИИТ ТРЕНИРОВКА © darebee.com

УРОВЕНЬ I 3 подхода **УРОВЕНЬ II** 5 подходов **УРОВЕНЬ III** 7 подходов | отдых 2 мин

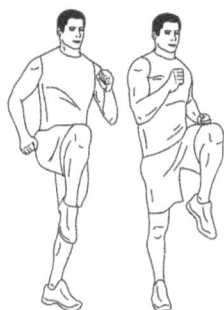

20сек высокие подъемы колена

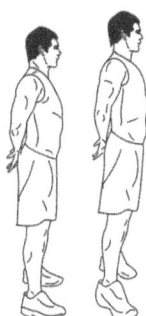

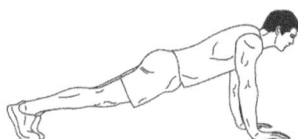

20сек подъемы на носки

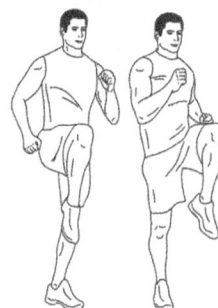

20сек высокие подъемы колена

20сек планка

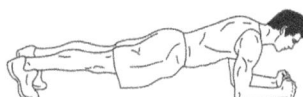

20сек планка на локтях

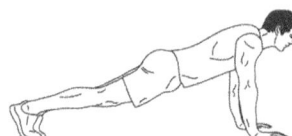

20сек планка

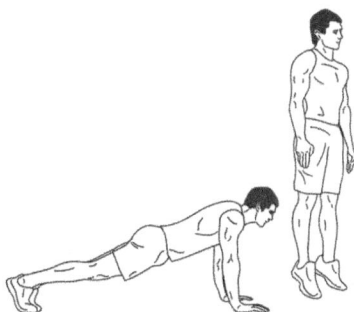

20сек базовые берпи

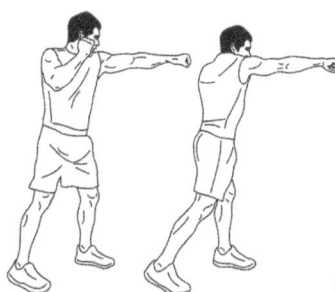

20сек прямые удары

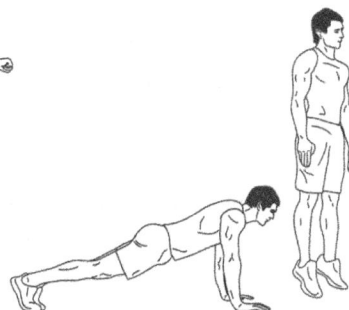

20сек базовые берпи

РУССКО-АНГЛИЙСКАЯ СПОРТИВНАЯ ЛЕКСИКА

Базовое бёрпи с прыжком	Basic burpees with jump
Бег на месте с захлестом голени	Butt kicks
Бёрпи	Burpees
Бой с тенью	Shadow boxing
Боковая планка	Side plank
Боковые мостики	Side bridges
Боковые удары ногой	Side kicks
Быстрые «ножницы»	Fast scissors
Быстрые выпады из стороны в сторону	Fast side-to-side lunges
Быстрые отжимания	Fast push-ups
Быстрые приседания	Fast squats
Взрывные отжимания	Power push-ups
Впрыгивания в планке	Plank jump-ins
Выпады с подъемом колена	Lunge step-ups
Выпады	Lunges
Выпады в сторону	Side lunges
Выпады из стороны в сторону	Side-to side lunges
Выпады на месте	Split lunges
Выпады с прыжком	Jumping lunges
Высокие подъемы коленей	High knees
Выходы из планки	Plank walk-outs
Движения «газонокосильщик»	Lawnmowers
Движения коленом в планке	Plank knee-ins
Джеб + кросс («двойка»)	Jab + cross
Дровосек	Cross chops
Касания бедра	Thigh taps
Касания плеча	Shoulder taps
Колено-к-локтю	Knee-to-elbows
Круги поднятыми ногами	Raised leg circles
Круги руками	Arm rotations
Круги поднятыми руками	Raised arm cercles
Лучник	Archer
Махи ногами	Flutter kicks
Медвежий шаг	Bear crawl
Медленные «скалолазы»	Slow climbers
Медленные выпады в сторону	Slow side lunges
Медленные отжимания	Slow push-ups
Медленные приседания	Slow squats
Медленные прямые удары ногой	Slow front kicks
Мостики на одной ноге	One legged bridges
Мостики с поднятой ногой	Raised leg bridges
Мостики	Bridges
Мостики на одной ноге	Single leg bridges
Наклоны вперед	Forward bends
Низкий боковой удар с поворотом	Back leg low turning kick

Ножницы	Scissors
Обратные отжимания	Triceps dips
Обратные скручивания	Reverse crunches
Опускание ноги, удерживая другую	Lowering drills
Отжимания	Push-ups
Отжимания «дайвер»	Diver push-ups
Отжимания с касанием плеча	Shoulder tap push-ups
Отжимания с колен	Knee push-ups
Отжимания с переходом в выпады	Push-ups into lunges
Отжимания с поднятой ногой	Raised leg push-ups
Отжимания с узкой постановкой рук	Close grip push-ups
Отжимания с широкой постановкой рук	Wide grip push-ups
Отжимания со смещенной постановкой рук	Staggered push-ups
Отжимания «нога на ноге»	Stackedfeet push-ups
Планка «пила»	Body saw
Планка на локтях	Elbow plank
Планка из верхнего в нижнее положение	Up and down plank
Планка с поднятой ногой	Raised leg plank
Повороты в боковой планке	Side planks rotations
Повороты из планки	Plank rotations
Повороты согнутых в коленях ног	Half wipers
Повороты торса (русский твист)	Sitting twists
Подскок	Bounce
Подъем колена	Knee raise
Подъем корпуса с прямым ударом	Sit-up punches
Подъем ноги в сторону	Side leg raises
Подъемы в боковой планке	Side plank raises
Подъемы корпуса	Get-ups
Подъемы корпуса	Sit-ups
Подъемы корпуса «бабочка»	Butterfly sit-ups
Подъемы кружки	Mug raises
Подъемы на носки	Calf raises
Подъемы ног	Leg raises
Подъемы ног в планке	Plank leg raises
Подъемы рук	Arm raises
Подъемы рук в планке	Plank arm raises
Полные мостики	Full bridges
Полуприседы у стены	Wall half squats
Приседание с прыжком	Jump squats
Приседания	Squats
Приседания на одной ноге	Pistol squats
Прыжки «ноги вместе, ноги врозь»	Jumping jacks
Прыжки из стороны в сторону	Side-to-side jumps
Прыжки с «хлопком» ступнями	Hop heel clicks
Прыжки с касанием пятки	Toe tap hops

Прямые удары	Punches
Прямые удары сидя	Sitting punches
Ракушки	Clamshells
Рывки ногами вверх	Butt-ups
Рывки ногой назад	Back kicks
Скалолаз с касанием ступни	Climber taps
Скалолазы	Climbers
Скручивания к коленям	Knee crunches
Скручивания колено-к-локтю	Knee-to-elbow crunches
Скручивания с поднятыми ногами	Raised legs crunches
Скручивания с поднятыми руками	High crunches
Скручивания, руки наверху	Long arm crunches
Собака мордой вверх	Upward dog
Удар двумя руками в выпаде	Lunge push strikes
Удары коленом	Knee strikes
Удары ладонью	Palm strike
Удары локтем	Elbow strike
Удар тыльной стороной руки	Backfist
Удары кулаком вверх	Overhead punches
Удержание в боковом ударе	Side kick hold
Удержание в глубоком выпаде	Deep lunge hold
Удержание в приседе	Squat hold
Удержание поднятых ног	Raised leg hold
Удержание поднятых рук	Raised arm hold
Удержание равновесия	Balance stand
Удержание рук в поднятом положении	Arm hold
Упражнение «велосипед»	Air bike crunches
Фронтальные удары ногой	Front kicks

www.ingramcontent.com/pod-product-compliance
Lightning Source LLC
Chambersburg PA
CBHW081507290326
41931CB00041B/3228